# 医と人間

井村裕夫編
Hiroo Imura

Eurus
Notus
Boreas
Zephyrus



岩波新書
1535

# はじめに

医学は人の心身の健康を守り、病気を癒やすための学問として発展してきました。古い時代には詳しい観察をすることによって病気を体系化し、診断する経験の学問でありました。しかし一九世紀以降、特に二〇世紀の後半から科学・技術が進歩し、医学は生物科学の一分野として、飛躍的な発展を遂げました。病気の診断も治療も、はるかに確実なものになってきたのであります。

確かに人も生物の一つの種《しゅ》で、その意味では他の動物と変わるところはありません。ただ人は脳を大きく進化させ、自意識を持ち、言語を生み出して複雑な社会を形成し、強い好奇心で学問や文化を発展させてきました。そこに医学が、単なる生物科学ではない側面があります。医学こそは総合的な人間の学問であると言ってよいのかもしれません。

そして科学としての医学が進めば進むほど、人間の学問としての要素が求められるようになったと考えられます。医師には、病気を正確に判断して的確に治療する冷徹な手と、温かく患者を包み込むもう一つの手が求められることは、いつの時代にも変わりはありません。しかしそれは決して容易ではないことを、皮肉にも科学としての医学が進めば進むほど、より痛感されるようになっています。冷徹な手が前面に出て、人間を見守る温かい手を感じにくくしているためでありましょう。

本書は第29回日本医学会総会を記念して出版されることになりました。「医と人間」というタイトルに、医学の時代を越えたこのむずかしい課題をもう一度反芻《はんすう》し、新しい視点から考え直す機会としたいという気持ちが込められています。

医学・医療は、いま大きな転換期にさしかかっています。中年以降に多い糖尿病や冠動脈疾患などの慢性の非感染性疾患が全世界で増加し、国連が各国に対策を呼び掛けるほどになっています。これらの疾患はいったん発症すると全治がむずかしいものが多く、個人にとっても社会にとっても大きな負担になります。したがって治療よりも予防が重要でありますし、また発症した場合には再生医療などのより優れた新しい治療法が求められています。さらに精神疾患、あるいは子どもの発達障害の増加も全世界的に認められ、その原因の解明と対策が大きな課題となっています。

一方、医学の社会的な実践ともいうべき医療に目を転じますと、高齢者の増加と医療技術の進歩に伴う医療・介護費の高騰が、全世界で大きな問題となっています。特に急速に少子高齢化が進んでいる日本では、現在の医療制度の維持が困難となりつつあり、近い将来、社会の基盤を揺るがすほど深刻な問題になると言っても過言ではないでしょう。

日本の国民皆保険制度は一九六一年に成立しましたが、だれでもどこでも医療の恩恵を受けられるこの制度が、長寿化に大きく貢献したことは疑いがありません。しかしこの制度は生産年齢人口が多く、高度経済成長の時代に成立したものであります。生産年齢人口が持続的に縮小し、高齢者が引き続き増加する社会の中でどのように制度を持続させるかが問われています。

戦後のベビーブームの時代に生まれた人が、本年ですべて六五歳を超えました。これから医療や介護を必要とする人口が急増することは疑いがなく、それに対応するために私たちに何ができるか、残された時間はそれほど長くありません。私たちは、それぞれがこのような社会の変化を自覚し、この長寿社会をどのように生き抜くかを自らの問題として考える必要に迫られています。健康な長寿社会は、医療を提供する側だけでなく、国民のすべてが参加することによって成立すると言えましょう。

その意味で本書は医療関係者のみでなく、一般の方にも読んでいただきたいと考えて編集しました。医師や研究者が直接執筆するとややもすれば内容が硬くなりますので、多くの部分はインタビューから書き起こしていただき加筆するという手法をとりました。医学・医療が直面しているさまざまな課題について、その概要を一人でも多くの人に理解していただきたいと考えたからであります。ご尽力いただいた塩野米松氏および編集部に感謝します。

第29回日本医学会総会２０１５関西の学術講演会は二〇一五年四月一一～一三日京都で、一般公開展示は三月二八日～四月五日神戸で、また新しい医療技術を中心とした「医と健康フォーラム」は三月二〇～二二日大阪で開催します。本書で述べた内容をより深く掘り下げて、日本の医学・医療の進むべき方向を議論したいと考えています。

本書が日本の未来を考えるための資料として、多くの人に読まれることを期待しています。

二〇一五年一月

井村裕夫

医と人間

# 目次

## II　医療の現場から――きずなの構築のために



（執筆者の肩書きは第一刷のときのものである）

# I

# 医学の最前線

# 再生医療と創薬

山中伸弥

やまなか・しんや　1962 年生まれ．1987 年神戸大学医学部卒業．1993 年大阪市立大学大学院医学研究科博士課程終了後，米国グラッドストーン研究所留学．1996 年大阪市立大学医学部薬理学教室助手．1999 年奈良先端科学技術大学院大学遺伝子教育研究センター助教授，2003 年同学教授就任．2004 年京都大学再生医科学研究所教授就任，2010 年 4 月より同 iPS 細胞研究所長．2012 年にノーベル生理学・医学賞を受賞．

## iPS細胞による医療

まずiPS細胞(人工多能性幹細胞)の利用法について、お話しします。ひとつはiPS細胞から作った細胞を移植する再生医療です。

iPS細胞から作った細胞を患者さんに移植するという治療に関しては、安全性についてが、私たちがもっとも注意している点です。ある意味、iPS細胞は強引に運命を変えて作った細胞です。もし細胞が制御を失って増え出すと、簡単に言うとがんになりますので、そういう問題が常に議論されています。iPS細胞とがんは、増殖能力が非常に高いという点は類似しています。

iPS細胞もES細胞(胚性幹細胞)もそうなのですが、ほぼ無限に分裂し、必要な量まで増やすことができますから、それがよい点でもあるのです。がん細胞もどんどん増え、増えだして止まらないのですが、ES細胞とiPS細胞は、分化させて心臓の細胞とか網膜の細胞にすることによって増殖しなくなるのです。それは、がんとまったく違う性質です。

実際に患者さんに移植するのは、分化した細胞ですので、未分化な細胞が残っていなければ、意図せずにどんどん増えることは防げると思います。

未分化の細胞が残らないようにするためには、選別方法の向上がひとつ。それから分化する効率をあげればいいということがあります。しかし、完全に分化させたり未分化な細胞を完全に見つけたりすることが可能だと考えがちですが、「完全」ということはないのです。

一〇〇パーセント安全な治療というのはありません。リスクをゼロにはできないのですが、まずは今の科学で、リスクをできるだけ少なくする。できるだけ分化させる。できるだけ未分化細胞は取り除く。それが今のひとつの研究の方向です。

細胞には、iPS細胞やES細胞のような、ほぼ完全な未分化状態と、網膜細胞のような完全に分化させた段階と、神経幹細胞のような分化の途中の状態もあります。

心臓、網膜、血小板と赤血球といった、完全に分化してしまった細胞を移植する場合もありますが、分化の途中の段階の細胞を移植する場合もあるのです。

例えば、脊髄《せきずい》損傷の場合は、神経幹細胞という、分化途中の段階の細胞を移植しようと研究しています。それによって移植した神経幹細胞から神経細胞もできるし、グリア細胞という神経を守る細胞もできる。そういうふうに何種類もできるから、それらを移植するのが効果的です。どの病気に対する治療かによって、使う細胞の種類や戦略がずいぶん違ってきます。

## 移植の可能性

ｉＰＳ細胞を使って、細胞を移植して治療できる可能性のある病気や怪我は、限られていま す。対象となるのは、一種類、もしくは、非常に少ない種類の細胞を移植することによって治る可能性がある病気や怪我です。

研究が進んでいて、今、一番早く治療に実際に使えそうなのは、網膜の滲出《しんしゅつ》型加齢黄斑《おうはん》変性という病気です。この病気は網膜を裏打ちしている網膜色素上皮細胞の付近に異常な血管が形成され、網膜の機能不全を起こします。ですから、ｉＰＳ細胞から網膜色素上皮細胞を作って、それをシートにして、移植するのです。網膜色素上皮細胞は一種類の細胞でできていますので、複雑な臓器や組織を作るのと比べると研究が進んでいます。

脊髄損傷も移植するのは、神経幹細胞という一種類の細胞です。先に述べたように移植した先で、神経幹細胞から神経細胞やグリア細胞ができて、治療効果が出るのではないかと言われています。

心臓疾患には心筋の細胞を移植します。これは、心臓そのものを作るわけではなくて、心臓の筋肉の細胞一種類を作って、それをシート状にするなり、もしくは、バラバラかもしれないですが、心臓の細胞を移植するわけです。

パーキンソン病は、神経細胞の中でもドーパミンという物質を作るたった一種類の神経細胞の機能が侵されて不全になることによって起こる病気です。そのためｉＰＳ細胞からドーパミンを作る神経細胞を作って移植しようと、研究がされています。

糖尿病の研究もすすんでいます。１型糖尿病は、インスリンを作る膵臓《すいぞう》の細胞で、β細胞と呼ばれる一種類の細胞が原因とされています。β細胞を含む膵島(ランゲルハンス島)と呼ばれる部分を移植すると効果があることはわかっています。そのためｉＰＳ細胞からその膵島を作ることに挑戦しています。

また、がんを攻撃する免疫細胞をｉＰＳ細胞から作って、これを投与しようという画期的な免疫療法も行えないかと考えられています。もともと体の中にはがんを攻撃する免疫細胞が備わっていますが、その細胞が年齢とともに疲弊《ひへい》し、がんへの攻撃能力が低下してしまうためにがん細胞が広まってしまいます。がん細胞を攻撃する能力を持った免疫細胞からｉＰＳ細胞を作ることで、必要な数だけ増やした免疫細胞を移植して、がんを攻撃してもらおうという方法です。

このように、いくつかの病気とか怪我について、ｉＰＳ細胞やＥＳ細胞を使った再生医療を行うことをめざしています。

## 加齢黄斑変性

加齢黄斑変性に対するｉＰＳ細胞を使った再生医療は、すでに臨床研究の段階に入っています。まずは安全性を見ますから、実際に多くの人に治療を届けられるのはまだ何年も先です。安全性は長期間の観察を経て、ようやくわかるものです。何か有害事象が起こるとしたらジワジワ起こるという可能性もありますから、やはり長期に見ない限り、なかなか「大丈夫だ」という結論は下せないと思うのです。

加齢黄斑変性で最初に行うのには、いろいろな理由があります。

ひとつは、移植する細胞が完全に分化した細胞で、しかも、名前の通り色素上皮細胞は黒く色がつきますから、分化したかどうか見分けがつけやすいからです。きちんと分化していない細胞は、色づいていないのです。それで分化の度合いを選別できます。

もうひとつの理由は、移植する細胞の数も比較的少ないからです。他の場合は、最低でも数百万個の細胞が移植に必要なのですが、加齢黄斑変性の場合は数万個レベルだと、私は理解しています。

私たちの身体のどこかで、毎日、遺伝子に変異が起こっているのですが、その変異が蓄積してがん化することがあります。ですから移植する細胞が多ければ多いほど、がん化のリスクも上がります。細胞数が少ない分、リスクが低いと考えられる。しかも、もともと目はがん化のリスクが低いと考えられています。

さらに移植が他に比べて簡単だとも言えます。

目は外から見ることが容易にできますので、後のフォローアップも眼底鏡とか断層撮影で毎週でもできます。もし、何かが起こっても、すぐ気づくことができますし、対処法があるのです。レーザーで焼くことも考えられますし、手術をして取り出してもいい。

いろいろなステップにおいて、加齢黄斑変性のiPS細胞を使った再生医療はやりやすいと言えます。

しかし、実際に臨床研究に至るまでには多くの課題があり、一つひとつ乗り越えるには多くの時間が必要でした。

ヒトiPS細胞の技術を発表した二〇〇七年当時は、まだ未熟といいますか、iPS細胞を作るのにレトロウイルスを使ってOct 3/4などの遺伝子を導入しており、細胞がもともと持っている遺伝子（設計図）に傷をつける可能性がありました（次ページの図参照）。最近ではプラスミ

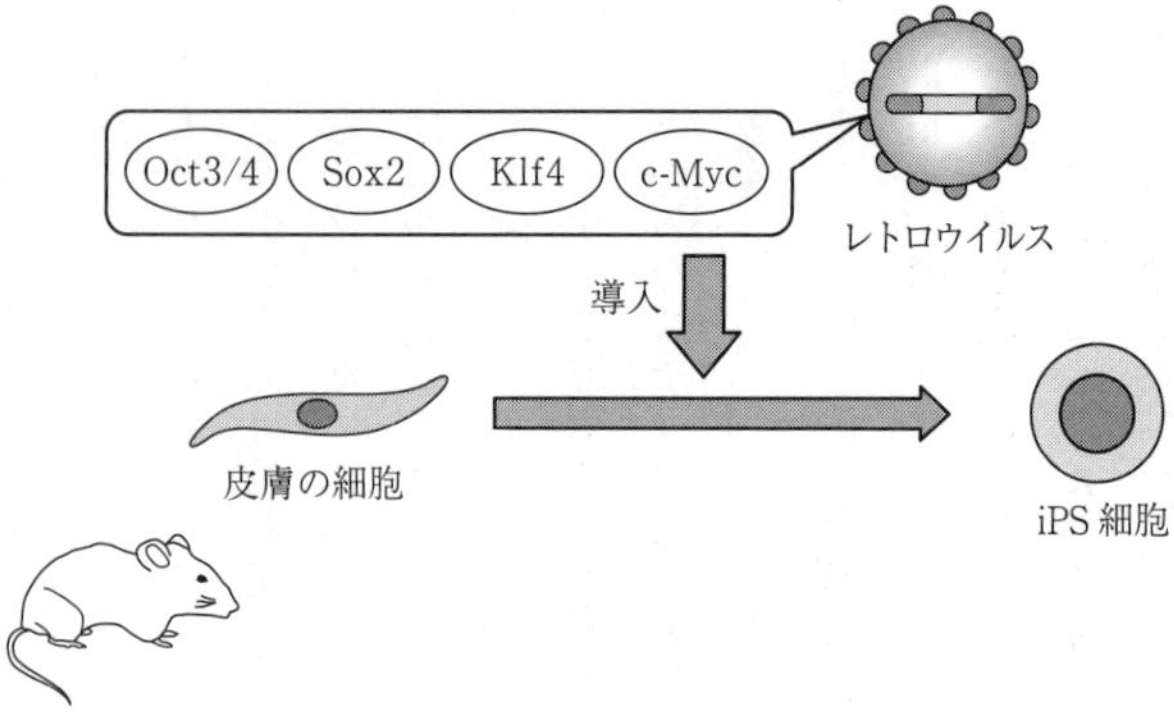


マウスの細胞から iPS 細胞を作ることに成功.

**当初の iPS 細胞の作り方**

ドを使い、遺伝子に傷をつけず、導入した因子が後に残らない方法でできるようになりました。網膜色素上皮細胞への分化誘導法も、理化学研究所の高橋政代先生のほうで開発されました。

なお厚生労働省から認可を得る必要があります。そのためには、実験室でやっているようなレベルでは駄目なのです。移植しても「大丈夫だ」という、ウイルスや細菌の感染が起こらないような手法を確立して、それを厚生労働省に申請して、審査されて、認可される、という手順になります。

加齢黄斑変性の臨床研究ですと、厚生労働省の前に、まず理化学研究所と先端医療センター病院で倫理審査を受けて、その後、厚生労働省での審査がなされました。これから行おうとする研究が妥当なものか審査されますので、当然のことですが、時間はかかります。

審査するほうも前例がある場合は審査しやすいのです。前は、こうやって大丈夫だった、もしくは、前にこうやって駄目だった、というのがあれば、それに基づいた審査ができるのですが、ヒトのｉＰＳ細胞は、七年前にできたばかりの細胞ですし、ｉＰＳ細胞と似たＥＳ細胞でさえ日本では臨床研究の前例がないわけです。

そのなかでヒトのｉＰＳ細胞ができてから七年で臨床研究まで辿り着いたというのは、やはりすごく速い。驚異的だと思います。

## ｉＰＳ細胞を作る

ｉＰＳ細胞を作るためには、皮膚細胞か血液細胞を患者さんからいただいて、まず培養します。皮膚からなら数ミリ四方ぐらいでしょう。一針程度傷を縫合する必要があり、患者さんに負担を与えてしまいます。そこで最近では血液細胞から作製する方法もよく用いられています。血液細胞は通常の採血で得ることができるため、皮膚に比べて患者さんへの負担は少なくなります。

皮膚や血液の細胞は培養すると少しだけ増えますが、無限に増えることはできません。その皮膚や血液由来の細胞にいくつかの遺伝子を導入すると、細胞の性質が変わって、およそ一ヵ月かけてiPS細胞に変わります。iPS細胞に変わると、今度はドンドン増やすことができます。理論的にはほぼ無限に増えます。それで必要な量がそろったら、いろいろな薬などで刺激を加えて増えるのを止めますと、他の細胞に分化しだします。

## 研究所の目標

私たちのiPS細胞研究所の目標は四つあります。

ひとつ目が「基盤技術の確立と特許の確保」です。

これはiPS細胞ができる仕組みを解明し、よりよいiPS細胞の作製方法やがん化などのリスクが低い安全なiPS細胞を見分ける方法などを開発することや、iPS細胞を作るための基盤となる特許を確保することで、より多くの研究者に自由にiPS細胞技術を使ってもらえるようにすることです。

ふたつ目が、「再生医療用iPS細胞ストックの構築」です。

患者さん一人ひとりから移植用のiPS細胞を作ると、ものすごく高額な医療になってしまいます。ですから、あらかじめボランティアの方から、(皮膚や血液の)細胞を提供していただき、安全なiPS細胞を作ってストックをしておこうという計画です。

三つ目が「前臨床試験から臨床試験へ」です。現在のところ、実験動物を使った研究などである程度研究成果が積み上がっています。それをパーキンソン病や血液疾患などで、実際にヒトでの研究へとステージを進めることです。

四つ目が「患者さん由来iPS細胞を用いた治療薬の開発に貢献」です。iPS細胞を使った医療では再生医療が注目されていますが、実はもっと幅広い活躍ができる分野として創薬研究があります。患者さん由来の細胞を使ってiPS細胞を作ることで、これまで研究が進められなかった難病で、病気のメカニズムの解明など、新しい治療薬開発につなげます。

二〇二〇年までに、これら四つの目標を達成することが、この研究所の目標です。

この研究所には、今、研究員・学生を含め、総勢三〇〇名以上います。研究グループだけでも約三〇あります。

iPS細胞ができる初期化のメカニズム等を研究している初期化機構研究部門、iPS細胞からさまざまな細胞への分化誘導方法等を研究している増殖分化機構研究部門、患者さん由来のiPS細胞を用いた新しい治療法開発等の研究をしている臨床応用研究部門、iPS細胞の臨床応用に向けた技術の確立等に取り組む基盤技術研究部門、そしてiPS細胞研究を取り巻く倫理的・社会的・法的課題の解決等に取り組む上廣《うえひろ》倫理研究部門と、五つの部門にわかれて、それぞれの研究に取り組んでいます。

## 薬の開発

iPS細胞が活躍する分野として、再生医療は大切な分野の一つですが、先の目標の四つ目でも述べたように、実は、創薬研究もiPS細胞が活躍する重要な分野の一つです。すべての病気とは言わないのですが、多くの病気の研究にiPS細胞が役に立つと思います。再生医療の対象となる疾患は限られています。日本でいま研究が進んでいるものでも十数種類程度です。しかし、創薬研究となると利用できる病気の数が再生医療より、はるかに多い。また、対象となる患者さんの数も、はるかに多くなります。

創薬研究にiPS細胞を使う場合、iPS細胞で直接病気を治すわけではありません。薬を開発するさまざまな段階でiPS細胞を利用するという、「縁の下の力持ち」といいますか、創薬におけるツールとしての使い方です。

通常、新薬の開発には十数年もの長い年月がかかるうえに、その成功確率は数万分の一とも言われています。iPS細胞を使うことで、そうした期間や確率を少しでも改善できるのではないかと考えています。数万分の一だった確率を数万分の二にできるだけでも、まったく違ってきます。

今まで多くの場合は、動物のモデルを使って実験していました。例えば、ALS(筋萎縮性側《きんいしゅくせいそく》索硬化症《さくこうかしょう》)という全身の運動神経細胞が機能しなくなり、体を動かしたくても動かせなくなってしまう病気があります。この薬の開発にあたっては、運動神経がなぜ機能しなくなるのか、実験しようにも患者さんの運動神経細胞を手に入れることはできません。これまでは同じような症状を示すネズミのモデルを作って、そのネズミに効く薬がたくさん作られたのです。

ネズミで効果のあった薬がヒトでも効果があり、新しい薬が開発されたというケースが多くありました。しかしALSなどの病気は、やっぱり人間とネズミとで違うようなのです。ネズミにはよい薬だったのに、人間にはまったく効かない。もしくは、ネズミでは副作用が起こらなかったのに人間では起こる。そういった例がいくつもあるのです。ですから、ヒトの細胞を使って研究をすることができれば、そうした問題を回避できると考えられます。

iPS細胞の技術によって、ヒトの細胞で研究ができるようになりました。患者さんから運動神経細胞はもらえないけれど、皮膚の細胞や血液の細胞などだったらいただけます。それをiPS細胞に変えることができます。そのうえiPS細胞は大量に増やすことができますので、運動神経細胞を大量に作り出すこともできます。それは、人間の、しかももともとは患者さんの細胞です。患者さんと同じ遺伝子を持っていて、ＡＬＳの原因となる遺伝子の変異もそのまま引き継いでいるはずなのです。

実際に実験をしてみると、ＡＬＳの患者さんから作った運動神経細胞は、ＡＬＳではない方から作った運動神経細胞と比べると、突起の長さが短くなっていることがわかりました。これが病気の原因の解明につながっていると考えられます。このｉＰＳ細胞から作った運動神経細胞を使って研究することにより、ＡＬＳの患者さんの体の中で起きている神経細胞の様子を体の外で再現することができ、ＡＬＳになるメカニズムを解明したり、治療するための薬を開発することにつながります。

たくさんの薬の候補から絞り込むスクリーニングに、人間の、しかも実際の患者さんから採取させていただいた細胞を大量に使えるという点で、ヒトに効果があるにもかかわらずネズミの実験で効果がなかったために候補に残らなかったものや、反対にネズミの試験では効果があったけれどヒトでは効果がないものを早い段階で見分けることができると考えられます。

候補物質が見つかった後の研究でもｉＰＳ細胞は役に立つと考えられます。通常、動物実験で、ある程度効果が期待できるものが出てきた場合、安全性を確かめてから実際の患者さんで効果を見ます。患者さんに投与する前に重篤《じゅうとく》な副作用を起こす可能性のある、心臓や肝臓に対しての毒性を、iPS細胞を使って調べることができます。

例えば心臓の場合は、不整脈を起こしてしまうような薬は使うことができません。非常によい薬であっても、毒性があるためにその薬は使えないということもあります。ヒトでの安全性の試験の段階で使えないということになってしまうと創薬の研究として多額の損害が出てしまいます。ですから、開発の早い段階で、そういう副作用があるかないかを調べることはとても重要です。

iPS細胞ができて、iPS細胞から拍動《はくどう》する心臓の細胞を大量に作ることができるようになりました。今の段階では、完璧な心臓の細胞ではなく、私たちの体内の心臓と比べると、胎児の心臓の細胞に似ていると言われています。

しかし、これまでに使われていた他の動物のモデル等に比べてよりヒトの体内での細胞の状態をうまく再現していると考えられます。今は、iPS細胞由来の心筋細胞を使って毒性があるか、ないかを調べることができるようになりました。

また、iPS細胞は個別化医療にも貢献できると考えられます。アルツハイマー病を例にあげて紹介しましょう。

アルツハイマー病と一括りで考えていますが、患者さん一人ひとりを見てみると、実は人によって少しずつ病気の原因が異なることもあることがiPS細胞を使った研究でわかってきています。

さまざまなアルツハイマー病の患者さんから細胞をいただき、iPS細胞を作製します。その細胞を神経細胞へと変化させたところ、ある人は細胞の中にアルツハイマー病の原因とされる毒素(アミロイドβというタンパク質)がたまっていましたが、これがたまっていない患者さんもいました。毒素が細胞内にたまっている患者さんとたまっていない患者さんとでは、効果がある薬が異なる可能性もあります。しかしアルツハイマー病の患者さんを分類せずに全体を対象として薬を開発しようとすると、効果がない人が多く、薬として適当ではないという結論になってしまう可能性もあります。

あらかじめiPS細胞を使って患者さんを分類することで、副作用が少ない、効果があると予想される患者さんだけにその薬を試すこともできるようになります。その人たちだけにでも効けば、充分によい薬なのです。

iPS細胞を使った創薬研究は非常に有望であると考えていますが、残念ながらアメリカで圧倒的に早く進んでいて、日本はすこし出遅れています。再生医療は、国の支援もあってものすごく力を入れて、私たちも頑張っているのですが、もうひとつの可能性、創薬研究への応用が、残念ながら充分に行われていないのです。

再生医療も大事ですが、それよりもポテンシャルが大きいのは、間違いなく創薬研究です。創薬研究というのは、多くの人は、iPS細胞が使われたことも気づかない、といったような使われ方なのですが、ほんとうの技術というのは、そういうものだとも思います。

iPS細胞の開発には、膨大なお金と時間がかかります。主に人件費です。もちろん器械とか建物とか、消耗品などはいずれもお金がかかりますが、大切なのは、高い技術を持った人、iPS細胞をキチッと培養できる人、機材をしっかり守る人、規制当局と話をして規制を通す人、企業と連携する人、広報で社会にわかりやすく正確に伝える人などです。研究者だけではなくて研究者を支えるスタッフがそろって科学技術は、はじめて表に出るのです。

医療にしようと思ったら、研究者以外の人材が必要です。残念ながら、大学はそういう人を雇う仕組みができていません。教員と事務職員のポストしかない。世界の最先端の研究機関にも負けずに研究を進めていくためには、そういったバックアップが必要なのです。研究者だけではなく、研究支援者の重要性についても理解していただければ幸いです。

# 21世紀のがん医療

間野博行

**まの・ひろゆき**　1959年生まれ．1984年に東京大学医学部医学科を卒業．内科研修ののち1986年に東京大学医学部第三内科に入局．1989年米国セントジュード小児研究病院留学．1991年東京大学医学部第三内科助手，1993年自治医科大学分子生物学講座講師などを経て2001年自治医科大学ゲノム機能研究部教授就任．2013年より東京大学大学院医学系研究科細胞情報学分野教授．

## ねらいを定めた分子標的薬

がんは全体の九割くらいが胃がんとか大腸がんなどの固形腫瘍《しゅよう》(塊を作る腫瘍)で、残り一割が血液のがん(白血病など)になります。

血液のがんは比較的よく効く薬があるのですが、固形腫瘍は患者さんの数が多いにもかかわらず、あまりよく効く薬がなかったのです。今までの抗がん剤は、がん細胞を殺すけれども、増殖している正常細胞も同じように殺してしまいます。その結果、治療にともなって髪の毛が抜けるとか、貧血になるとかの副作用が生じるのです。これはもともと抗がん剤が殺細胞毒であるため、避けては通れない現象でした。

抗がん剤の開発も研究が進み、治療効果もある程度限界に近づきつつあるのが、今から一〇年ほど前の状況でした。ちょうどその頃から、新しいアプローチとしてがんの分子標的治療というものが注目されるようになりました。

これは、細胞増殖にかかわる特定の分子をターゲットにして、その機能を抑える方法のことで、効率よく、しかも副作用が少なく、がん細胞を殺せるのではないかと期待されました。ずいぶん多くの分子標的治療薬が開発されましたが、残念ながら期待通りに患者さんの生命予後を改善できたものは少なかったのです。したがって、そういう薬は、旧来の抗がん剤と組み合わせて用いられていました。

私は「がんの分子標的治療薬が予想通りに効かないのは、それが標的にしている分子が本質的な発がん原因ではないからではないか」と考えました。細胞増殖に重要な分子を標的にしていても、その標的にされた分子自体がそのがんの直接的な原因ではなければ、がんは結局その標的がなくても生きる方法をみつけてしまう。しかし直接的な発がん原因分子なら、それを抑えられれば、がん細胞は死ぬしかないでしょう。

人間には遺伝子が二万個くらいありますが、その中のどれかに突然変異が入ってがんの原因となる。その原因となっている遺伝子を見つけ出すような検出技術が必要だと考えました。

専門的には機能スクリーニング法と言うのですが、まずはがんを起こす機能を持つ(がんの原因となる)遺伝子を二万個の中から簡単に選び出すようなテクノロジーを作ろうと考えました。それは、一見遠回りのように見えて、実は一番近道ではないかと。そのような技術がないから、がんの原因がわからず、特効薬も限られているのではないかとも思いました。

ずいぶんと苦労しましたが、三年かけて幸いにも、「がんを起こす能力を持つ遺伝子をスク

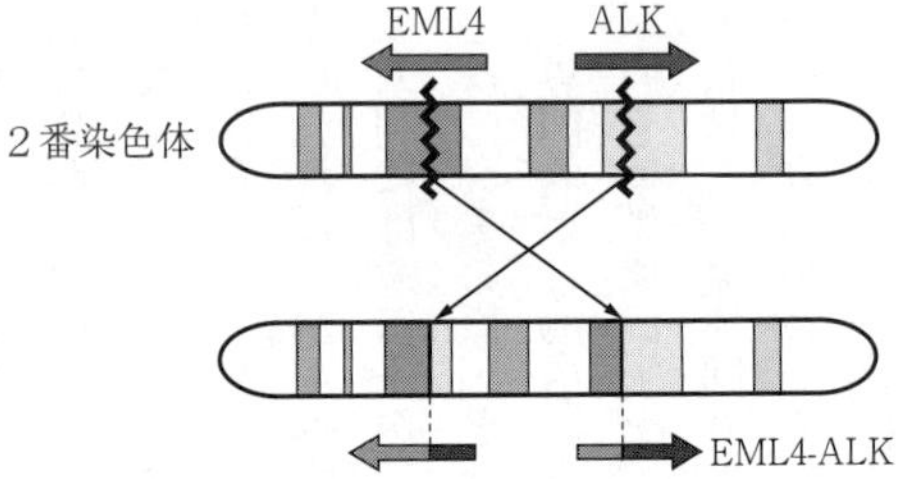


**図1　EML4-ALK がん遺伝子**

ヒト2番染色体上にEML4遺伝子とALK遺伝子は互いに反対向きに存在しているが，EML4とALK遺伝子の中で染色体が切断され，逆転して結合することで，EML4-ALK融合遺伝子が生じる．

リーニングすることのできるテクノロジー」が完成したのです。結局、この技術ができたことが突破口となり、これを使ってさまざまながんを調べ始めましたが、対象がん種として、がん死の最大の原因である肺がんもターゲットにしました。

それで見つけたのがＥＭＬ４－ＡＬＫという融合遺伝子でした。

ＡＬＫは正常な細胞の増殖を司《つかさど》る酵素なのです。しかし正常の細胞の増殖を調整するのですから、その活性はすごく低く抑えられていて、活性上昇も限られたときに短く生じる。ところがＡＬＫがＥＭＬ４と融合すると、常に活性が上昇してしまい、いわばアクセルが踏みっぱなしになってしまって、細胞の無限の増殖が生じていることがわかりました。

正常細胞ではＥＭＬ４とＡＬＫは別々の遺伝子で、染色体の別の場所にありますが、一部の肺がんでは両遺伝子がつながった新しい異常遺伝子ができることがわかったのです（図１）。

## ALK阻害薬

EML4―ALKを発見したときは、にわかにはそのことを信じられませんでした。というのも、遺伝子が融合してがんの原因になることは血液のがんにはあるものの、一般の固形腫瘍には存在しないというのが当時の常識でした。「何かの間違いかもしれないけれど、もし本当に肺がんで遺伝子融合によるがん遺伝子があるのなら、すごい発見だぞ」と考えて、さまざまな方法で確認した結果、間違いないということがわかったのです。

血液がんの一種「慢性骨髄性白血病」は、BCR―ABLという融合遺伝子が原因となって生じることが知られていました。ABLは正常細胞の増殖を司る酵素ですが、BCRと融合すると、その活性が一〇〇倍以上に跳ね上がって白血病の原因になるのです。まさに私たちが見つけたEML4―ALKと同じパターンでした。

私たちの発見の少し前に、慢性骨髄性白血病の治療薬としてABLの酵素活性阻害薬が登場しました。化学名「イマチニブ」、商品名「グリベック」という薬です。この薬はまさに特効薬といってもいいもので、がんの化学療法を変えたと言ってよいでしょう。それまで慢性骨髄性白血病は、不治の病に近かったのですが、グリベックが登場したことによって、多くの患者さんは天寿を全うできるようになったのです。

ＥＭＬ４－ＡＬＫとＢＣＲ－ＡＢＬは瓜二つですから、ＡＬＫの酵素活性阻害薬を作れば、固形腫瘍の世界に第二のグリベックがもたらされると思いました。実際、ＥＭＬ４－ＡＬＫを肺だけで産生するネズミを作ると、生まれてすぐに肺に何百個も腫瘍ができることがわかり、しかもそのネズミにＡＬＫ阻害薬を飲ませるとあっという間に肺がんがなくなる。

この実験で、ＡＬＫ阻害薬を作れば肺がんのまったく新しい特効薬になると確信し、いろいろな製薬会社に「ＡＬＫ阻害薬を開発して下さい」と相談を始めました。ところが、その時すでにＡＬＫ阻害薬の臨床試験が始まっていたのです。

私たちがＥＭＬ４－ＡＬＫを見つけて発表したのが二〇〇七年、ネズミの実験の結果を発表したのが二〇〇八年。ところが二〇〇八年にはすでにＡＬＫ阻害薬の臨床試験が海外で始まっていました。私はそれを知らなかったのです。

実は、ファイザー株式会社という製薬会社が、ＭＥＴという酵素（ＡＬＫやＡＢＬと同じく正常細胞の増殖を司る酵素です）の阻害薬として開発していた薬剤（化学名：クリゾチニブ、商品名：ザーコリ）の臨床試験を、ＭＥＴ発現陽性の胃がんを対象にして始めていました。

ところがクリゾチニブはＭＥＴだけでなくＡＬＫの活性も阻害することがわかっていました。

そこに私たちのEML4-ALKの発見を知らされて、彼らは試しにEML4-ALK陽性肺がんの患者さんを臨床試験に加えたのです。予想通り、治療効果は目覚ましいものでした。急遽《きゅうきょ》、ファイザー株式会社はクリゾチニブをALK阻害剤と位置づけ、EML4-ALK陽性肺がんを対象にした臨床試験を大規模に開始したのです。

## 劇的な効果

しかしクリゾチニブの臨床試験は当初、ボストン、メルボルン、ソウルだけで行われていました。日本は入っていなかったのです。私がクリゾチニブのことを知ったのは、不思議な偶然からでした。

先ほどお話ししたネズミの実験の論文がある科学雑誌に載ることが決まって、二〇〇八年の秋に「もう出版されたかな？」と思い、グーグルでEML4-ALKをサーチしたのです。

そうしたらサーチ結果の何番目かに、肺がん患者さんのブログが出ていました。その患者さんは二九歳のアメリカ人男性で、一般の化学療法があまり有効ではなく、病状が悪化していった。そんななか、自分の肺がんが、日本人が一年前に見つけたEML4-ALKを持っているとわかり、彼はボストンでの臨床試験に入り、クリゾチニブの治療を受けることができました。

そして劇的な治療効果を得たのです。彼は、他の肺がん患者さんに向けて、EML4-ALKを知らせるためにそのブログを書いていたのですね。

私は大変感動して、数日後に開催された日本肺癌学会総会の講演でそのブログを紹介しました。そうしたら次の日に、大阪のお医者さんからメールが来ました。「自分の患者さんがブログの患者さんに症状がそっくりに見えるから、EML4-ALK陽性かどうか調べてもらえませんか」とおっしゃるのです。施設の倫理委員会を迅速で通してもらって、数日後にサンプルを送ってもらい、こちらで調べたら本当にその患者さん(二八歳、男性)は陽性でした。主治医の先生からその患者さんに検査結果を伝えてもらったら、「ぜひボストンの臨床試験に参加したい」と。私がボストンの医師に連絡したところ、「ソウルで同じ臨床試験が行われているから、日本からはそっちのほうが近いんじゃないか」といわれたのです。そこで初めて、ソウル大学で臨床試験が行われていることを知りました。そこでソウル大学に連絡したところ受け入れてくれたので、彼は、日本人でALK阻害薬治療を受ける第一例となったのです。

入院時、彼は、両肺に胸水が貯まっていて、最大量の酸素を吸わないと座ることができない、食道のまわりのリンパ節が肺がんの転移で腫れていて、食道が圧迫されてご飯がほとんど食べられないという状態でした。

私は、心配になって治療開始から二週間後にソウル大学にお見舞いに行きました。その時初めて患者さんに会ったのですが、酸素も不要できわめてお元気で、毎日病院の周りを散歩していました。まさに奇跡としか言いようのない治療効果です。自分の研究で、目の前の若い青年の命が救われるのを見るのは、ほかでは得がたい幸福な経験でした。

しかし、自分が見つけた遺伝子で、こんなに効く薬があるのに、日本人の患者にその薬が使えないのはあまりにアンフェアだと考えて、私は日本人の患者を救うためにボランティアで診断ネットワークづくりを始めようと思いました。

日本中の数多くの臨床施設と連携して、肺がん検体を送ってもらい、EML4‐ALKかどうかを無償で診断する。陽性の患者さんが出れば、ソウル大学の臨床試験の情報をお伝えし、患者さんが希望すればソウル大学での臨床試験への参加をお手伝いする、という活動を始めたのです。「ALK肺がん研究会」と名づけて、二〇〇九年の三月には第一回総会を品川で行いました。この活動を通して、陽性だとわかった人の一部はソウル大学の臨床試験に入り、奏効率は一〇〇％でした。

この活動の一番の目的は、もちろん患者さんの命を救いたいということですが、もう一つの目的は、日本がそんな組織を持った国ならば、製薬会社がALK阻害薬を作ったときに「日本で新薬承認のための臨床試験をやりたい」と思わせたいということでした。実際、その年のうちに日本でクリゾチニブの臨床試験が、翌年には別のＡＬＫ阻害薬の臨床試験も日本で始まりました。

## 臨床試験が変わる

二〇〇九年には、私もファイザーに科学アドバイザーとして加わり、クリゾチニブの臨床試験に関わることになりました。

私はファイザー株式会社に対して「ＡＬＫ阻害薬は、ＡＬＫの活性化ががんの原因である患者さんにしか効くはずがない。今までの臨床試験は肺がん全部を対象にするような形で行われているが、クリゾチニブの場合はそれはナンセンスであり、ＥＭＬ４－ＡＬＫ陽性の患者さんにだけ対象を絞るべきだ」と強く主張しました。それを受け入れてくれて、ＥＭＬ４－ＡＬＫ陽性症例だけを対象にして第Ⅰ／Ⅱ相臨床試験を進めてくれました。その結果、奏効率約六割という目覚ましい治療効果がきわめて短期間のうちに明らかになったのです。

その結果、一般の薬の承認に必要な第Ⅲ相臨床試験を必要とせず、アメリカでは二〇一一年にクリゾチニブは承認されました(日本では二〇一二年に承認)。これは二〇〇七年のＥＭＬ４－

ＡＬＫの発表から、薬の最終的な承認までわずか四年しかかからなかったことになり、抗がん剤の開発史上、圧倒的に最速のスピード承認です。

これまで薬の承認には第Ⅰ相、第Ⅱ相、第Ⅲ相の臨床試験が必要であり、一〇年以上の長い開発期間と一〇〇〇億円もの膨大な費用が必要でした。

まず第Ⅰ相臨床試験では、どのくらいまでの量ならその薬を安全に投与できるかを決めます。次にその投与量で少数の症例を治療して、有効性が確認されるかを検証するのが第Ⅱ相です。そこで有効性が確認されれば、大規模な第Ⅲ相臨床試験を行います。第Ⅲ相では、新しい薬とそれまでの標準的な治療薬とを比べ、少なくとも旧来の方法に比べて治療効果が劣っていないことが統計学的に証明されなくてはなりません。またその際にバイアスがかからないように、どちらの薬が新しいものか、医者にも患者さんにもわからなくして行うダブルブラインドテスト（二重盲検法）という方法を使います。

第Ⅲ相は統計学的な証明が必要なため、患者さんの数も非常に多く必要であり、時間もお金もかかるのですね。ところがＥＭＬ４－ＡＬＫの場合は、「ＥＭＬ４－ＡＬＫという標的分子陽性の患者さんにだけ投与する」ことで、治療の有効性を少ない症例数で正確に把握でき、それが目覚ましい治療効果の場合は、薬の承認に第Ⅲ相臨床試験を必要としないことになったのです。

考えてみれば、奏効率約六割のクリゾチニブと二割前後の標準化学療法をダブルブラインドテストで投与するのは、倫理的に問題があります。

こうしてクリゾチニブの開発の過程は、これからの抗がん剤開発の道しるべとなるものであったように思います。

その後、私たちはＥＭＬ４－ＡＬＫ肺がんがクリゾチニブ耐性になるメカニズムも明らかにして、その情報を元に、耐性を作りにくい「第二世代のＡＬＫ阻害薬」が開発されています。二〇一四年九月現在、世界で八種類の新しいＡＬＫ阻害薬が臨床試験に入っており、そのうち中外製薬株式会社のＡＬＫ阻害薬（化学名：アレクチニブ、商品名：アレセンサ）はすでに日本で承認され、病院で使われています。アレクチニブは臨床試験で奏効率九三・五％と言うものすごい有効性を示しており、まさに夢の薬と言えます。

## がんが治るということ

ＥＭＬ４－ＡＬＫの発見で明らかになったことの一つは、がんを起こす原因遺伝子（一般にがん遺伝子とよばれています）の中には、がん化能が強い遺伝子もあれば弱い遺伝子もあると言うことでした。非常に強いがん遺伝子は、ほとんどそれだけでがんを起こすことができる（実際にはあと一〜二個の遺伝子異常があることが多い）。それに比べるとがん化能が弱いがん遺伝子はそれ一つではがんを作ることができず、五個以上ものがん遺伝子が協力して初めてがんを生じます。

私たちが見つけたEML4－ALKは明らかに前者のグループに属します。言い換えればEML4－ALK陽性の肺がんは、EML4－ALK依存性に生きているわけですね。そのためALK阻害薬でEML4－ALKの活性が抑えられると、がん細胞はたちまち死滅してしまいます。だからこそALK阻害薬は新しい特効薬となったといえます。今回のEML4－ALKのように、単独で強力ながん化能を持つ遺伝子を見つければ、それを抑える薬がまた新しい特効薬となるでしょう。強力ながん遺伝子はこれからも見つかっていくと思います。

一方、弱いがん遺伝子が集まってできるがん腫もたくさん存在します。こういったがんに対して、一つのがん遺伝子の機能を抑えたからといって、がん細胞が死ぬとは限りません。複数のがん遺伝子の力をそれぞれ抑える薬を組み合わせて使うことで初めて治療効果が得られるのではないでしょうか？　例えば「あなたのがんは、このがんを作ることのできる四三種類の遺伝子のうち、八個が陽性です。そのうち六個については阻害薬がありますから、それを組み合わせて使いましょう」という時代が来るのだと思います。

ＡＬＫという細胞の増殖を司る酵素はＥＭＬ４と融合して肺がんを作ることが発見されたわけですが、実はＡＬＫは他の遺伝子と融合して、別のがんの原因となります。ＮＭＰ１－ＡＬＫは悪性リンパ腫の原因となりますし、ＴＰＭ３－ＡＬＫは肉腫の原因となります。またＶＣＬ１－ＡＬＫは腎臓がんの原因となるのです。ですから、有効なＡＬＫ阻害薬一つで、これらのがんはみんな治療できることになります。つい一〇年ほど前には、肺がんと腎臓がんが同じ特効薬で治療できるなんて、誰も思いつかなかったと思います。肺がんは肺で起きたがんですし、腎臓がんは腎臓で起きたがんです。しかし治療のためには「どの臓器で生じたがんか？」という情報より、「どういう遺伝子異常で生じたがんか？」のほうが、はるかに大切です。

つまり、これからのがん医療では、最初にがんを診断する際に必ず遺伝子検査が必要になるでしょう。肺がんの五％ほどはＥＭＬ４－ＡＬＫで生じ、肉腫の一部はＴＰＭ３－ＡＬＫで生じます。これを肺がんの化学療法、肉腫の化学療法といった形で治療するのではなく、ＡＬＫ融合が存在するタイプなら、臓器が違っても同じＡＬＫ阻害薬で治療する時代になるでしょう。

未来のがん医療を切り開くのは、間違いなくがん研究です。今後さらに新しいがん遺伝子が発見され、その有効な薬剤投与法が開発され、さらには「どの薬を組み合わせて治療すると最も有効だ」という臨床研究も進み、広いがん種に対してＡＬＫ阻害薬のような有効な治療法が使える時代になるでしょう。

## 医者から始めて

私が医学部を卒業して内科研修医として初めて担当した患者さんは、急性骨髄白血病の六〇代男性の方であり、特に予後不良の「赤白血病」というサブタイプでした。そのため大量の抗がん剤を投与する化学療法が行われましたが、約半年にわたる壮絶な治療を経た後、最終的にその患者さんは亡くなられてしまったのです。

死亡原因を明らかにするために、病理解剖をさせていただいたのですが、その患者さんを死に至らしめたものは真菌感染症でした。恐ろしいことに脳、心臓の細胞など体の至るところにカビが生えていた。その病理解剖を見たとき私は、こんな抗がん剤を大量に投与する、まるで人間の耐久テストのような治療を行う限り、目の前の患者さんと同じように合併症で亡くなる患者さんは後を絶たないと強く思いました。がんの原因を明らかにして、その原因を抑えるような洗練された治療法を、何とか研究・開発できないものかと願ったことを覚えています。

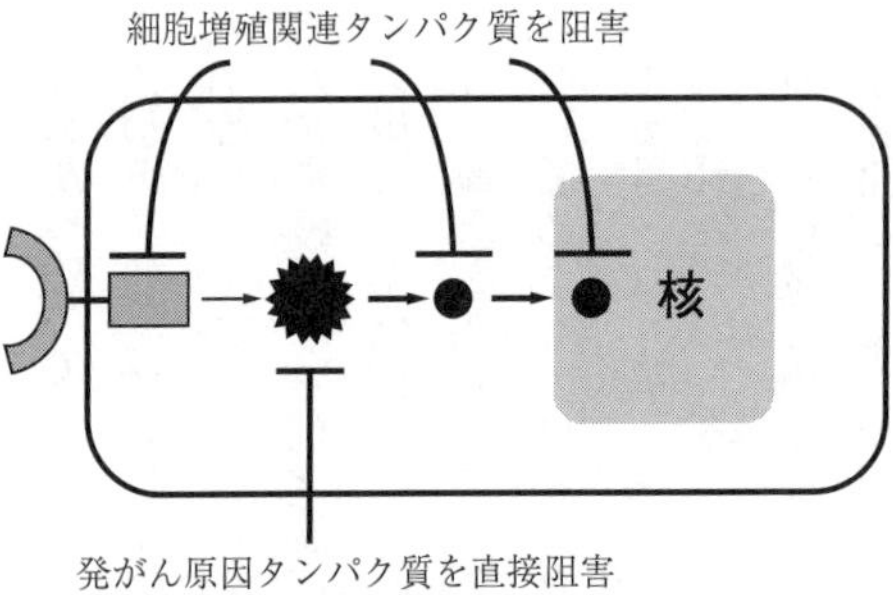

図２　細胞増殖関連分子に対するがん分子標的療法

結局、その時の経験に導かれて、私は血液内科医となり、がん研究を生涯のテーマとして選んだのだと思うのです。医師は出会った患者さんとの経験を通して導かれるのではないでしょうか？

四〇歳の頃に自治医科大学で自分の講座を持ったときに、これからは何とか「がん患者さんの役に立つ研究をしよう」と思いました。研究で命が救えれば幸せだけど、たとえそれができなくても、がんの早期発見ができても素晴らしい。もちろんがん研究者は誰しもそれを夢見ているわけですが、単に夢見るのではなくて、具体的な戦略が必要だと考えました。これまでと同じような研究を続けて本当にがんが治せるか？と自問自答しました。そして最終的に、この章の冒頭の、本質的な発がん原因を見つけなければダメだ、という結論にたどり着いたわけです。

ですから、韓国に渡って治療を受けた患者さんの治療効果をこの目で見たときには本当に感動しました。ちょっと言葉では言い表せない気持ちになりましたね。自分ががん研究という道を選んできたのは、今日この場所にいるためだったのだと知らされたような気持ちになりました。

だからこそ、日本のどこかで、ＥＭＬ４‐ＡＬＫ陽性肺がんであるかどうかも知らされることなく亡くなっている患者さんがいることが耐えられず、何とかして救いたいと思いました。それが先ほどの「ＡＬＫ肺がん研究会」の設立に至るわけです。

なお、がんの分子標的療法は大きく二種類にわかれます（図２）。

一つは「細胞の増殖に重要なタンパク質」を抑える薬剤です。これは、たまたまそのタンパク質が、治療対象の患者さんの本質的な発がん原因でない限り、有効性は目覚ましいものにはなりません。でも広い範囲のがん種に使える。一方「本質的な発がん原因タンパク質」を直接抑える薬剤は、その原因であるがん種にしか使えない。でも治療効果は特効薬といってさしつかえないものになる。

臨床上はどちらも重要ですが、これからも私はＥＭＬ４‐ＡＬＫのような新しい発がん原因を探すことに全力を尽くそうと思っています。

# 革新的ロボット治療を創る

山海嘉之

**さんかい・よしゆき**　1987 年筑波大学大学院修了．工学博士．日本学術振興会特別研究員，筑波大学助手，講師，助教授，米国ベイラー医科大学客員教授を経て，現在，筑波大学システム情報系教授，筑波大学サイバニクス研究センター長，CYBERDYNE（株）CEO，内閣府 ImPACT プログラムマネージャー．日本ロボット学会理事・評議員・欧文誌理事・委員長・フェロー，計測自動制御学会フェロー，日本栓子検出と治療学会会長，内閣府最先端研究開発支援プログラム研究統括等を歴任．

私たちは、医療・福祉・生活分野を中心に人や社会に役立つ革新技術を創出し、生みだした技術を社会に実装《じっそう》できる水準にまで育てていくことを通じて未来開拓に挑戦しています。長寿先進国共通の未解決課題である重い介護を激減させ、それとともに、健康寿命を伸ばすことで健康長寿社会を実現させることは、とても大きなチャレンジです。これまで、事故や病気、加齢などによって低下してしまった身体機能の改善や再生を可能とする革新的な医療機器の基礎研究や開発から臨床試験、社会実装に至るまで一貫して取り組んできました。さらに、次の時代の新しい健康管理のための革新的なヘルスケアデバイス(装置)を創りだすことによって、未病への対策なども展開しつつ、予防医学へも貢献したいと思っています。

医療・福祉・生活分野は、どの分野も常に人を中心に据えた観点が重要です。こういった人や社会に関する分野の課題というものは、常に複数の要素からなる複合的な課題だととらえています。複合的な課題を個別に専門の立場だけから扱うのではなく、人を支援するという観点から総合的に扱うことが大切です。そのため、人支援のための学術領域「サイバニクス」(人・機械・情報系を融合複合した新学術領域)が必要になると構想し、この新しい領域を立ち上げ、これを駆使することによって、さまざまな基礎研究の開発の成果を臨床現場で利用してもらえるところまで仕上げることのできる仕組みができあがってきました。

「サイバニクス」を駆使して創りだされる革新的な人を支援する技術は、介護する側や介護される側、その予備軍、そういった方々の生活場面も含めて活用されていくものになります。また、「現代医療では対応できない」と言われるような状態で運動機能に障害を持ったまま人生を送らなければならない方々や、寝たきり生活を余儀なくされている方々の生活の質を向上させる「人を支援する技術」の研究開発も同時に行っています。先端的な医療分野の開拓については、加齢などにともない増加する、脳・神経・筋系の疾患を持つ方々に対する機能の改善・獲得・再生を促進させる革新的な医療技術の研究開発と臨床研究を通じた新しい分野の開拓が、非常に重要だと考えています。

## 革新的ロボット治療

まず、身につけることで人の身体機能を改善・補助・拡張することを目的として開発されたＨＡＬ（ハル）について簡単に説明しましょう。ＨＡＬは、サイバニクスを駆使することによって、人とロボットをつなぎ、機能的に一体化させることに成功した世界初のサイボーグ型（機

■ HAL：サイバニクスを駆使した革新的ロボット機器

装着することで人間の身体機能を
改善・補助・拡張する世界初のサイボーグ型ロボット

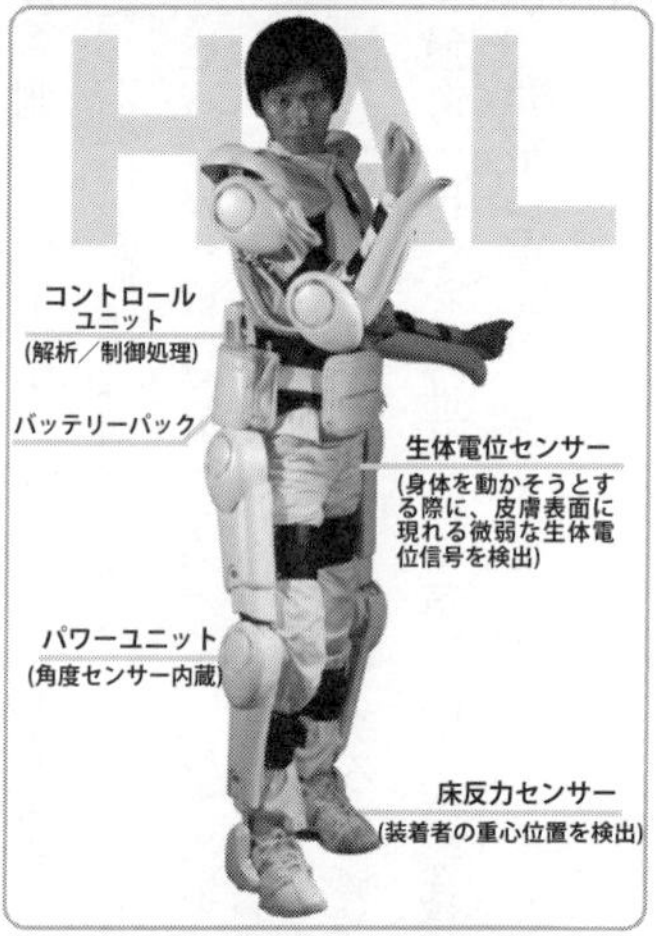
HAL
コントロール
ユニット
(解析／制御処理)
バッテリーパック
生体電位センサー
(身体を動かそうとする際に、皮膚表面に現れる微弱な生体電位信号を検出)
パワーユニット
(角度センサー内蔵)
床反力センサー
(装着者の重心位置を検出)

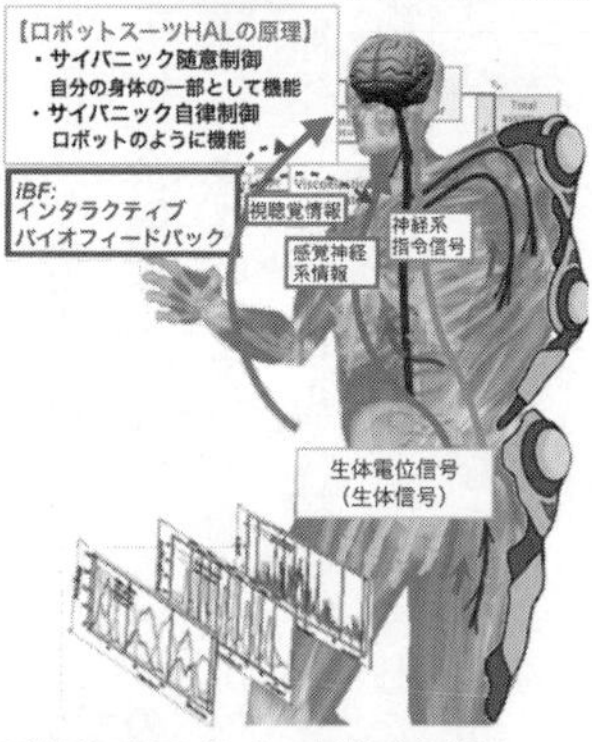


■ 装着者の意思に従った、自然な動作支援を
可能とするハイブリッド制御

目的・用途にあわせて、これら二つの制御システムを
最適なバランスで融合し機能させる

⇩ ⇩

・サイバニック随意制御
人の運動意思を反映した生体電位信号を検知し、随意的に身体を動かそうという意思に従って動作

・サイバニック自律制御
人間の基礎運動パターンや動作メカニズムに基づいて、自然な動作をロボット的に再構成し、実現

械と生体の融合／一体化によって支援する種類の）ロボットです。

ロボットには、自分で判断して動く自律制御型《じりつせいぎょ》（人工知能による自動制御型）と人間の意思で動かす随意制御型《ずいいせいぎょ》（人の意思による操作型）とありますが、この二つの要素を同時に両方とも持っているのがＨＡＬです。

人は身体を動かそうとすると、脳の中にある運動を命令する領域から「動きなさい」という命令が脊髄《せきずい》を通じて伝わっていきます。筋肉がその神経からの命令を受けて動くことで、身体を動かすことができます。動いている最中には、「動いた」という感覚情報が脳に戻ってきます。このような神経の信号の大きなループ（循環）が働き、脳は適正な状態を維持しているわけです。ところが、脳・神経・筋肉に至る流れに障害が発生すると、このループが成り立たなくなってしまいます。そうすると、いろいろな部分が異常な状態になって、正常に動かない、動けないということが起きます。

「身体を動かしなさい」という指令は脳で作られ、脊髄から運動神経細胞を通って末梢《まっしょう》の筋肉へと届けられますが、この指令の信号は神経を通じた電気的な信号として身体の至るところに通っています。それに筋骨格系《きんこっかくけい》が反応して、椅子から立ち上がったり、歩いたりすることができるわけです。

生物に基本的に備わっている信号伝達のための基本的な仕組みである電気的な信号、すなわち生体電位信号《せいたいでんいしんごう》は細胞内外のイオンの濃度差によって起こるものですが、神経細胞どうしや神経細胞から筋肉などに至るまで、さまざまなシグナルを伝えるために使われています。このときに微弱ではありますが、人の運動の指令、つまり人の意思を反映した脳・神経系由来の信号が皮膚表面に生体電位信号として漏《も》れ出てきます。

身体の運動機能に障害があるときは、筋骨格系を思い通りに動かすことができなかったり、感覚が麻痺《まひ》したりします。この時、皮膚表面に漏れ出てくる生体電位信号は非常に微弱であったり、まばらな状態だったりするのですが、ＨＡＬではその信号を独自に研究開発してきたセンサーによって読み取り、適切に処理することでロボットを随意的に動かし、装着者の脳・神経・筋系の機能改善治療への扉を開けることに成功したのです。

正常ではなくなっている信号であっても何らかの本人の運動に関する意思が反映した信号になっているはずなので、これを解析し、整え、補正することで意思を反映させた実際の関節の運動をＨＡＬが実現し、装着者の身体を動かす、という仕組みになっています。

ＨＡＬは生体電位信号を計測するセンサーや身体の重心のバランスを読み取るセンサー、解析／制御のためのコンピュータ、バッテリー、モーターや関節角度の計測センサーなどを内蔵するパワーユニット、装着者の身体を支えるボディフレームなどで構成されています。

運動機能に障害を負った方であっても、装着して身体を動かしたいと思えば、皮膚表面から読み取った生体電位信号を解析し、補正しながらスムーズに動くよう支援をすることができるのです。このように、自分の意思に応じてロボットが動く制御システムを「サイバニック随意制御」と呼んでいます。

また、障害の種類や機能低下の程度によっては、生体電位信号を活用したサイバニック随意制御が困難な場合もあります。そのような場合でも、装着者の運動を支援するために、事前に用意しておいた人間の基礎運動パターンや動作メカニズムのデータベースをもとに、その時の装着者の周りの環境や姿勢に応じて運動を再合成することのできる制御システムも組み込まれています。このような、ロボットの側に、ある程度の状況判断を任せ、自律性をもたせたシステムによる制御方式のことを「サイバニック自律制御」と呼んでいます。

ＨＡＬでは、この二つがうまく組み合わさって、障害のある方が自分の意思でロボットの支援(アシスト)を受けながら動くことができるのです。つまり、人間と機械を機能的に融合し一体化させるという革新的ハイブリッド技術を備えているのです。ＨＡＬは随意性と自律性、人と機械、これらの融合複合技術、サイバニクスを駆使して開発された、先に述べた「世界初のサイボーグ型ロボット」です。

こうしたＨＡＬの基本原理は、日本も含め国際的な特許になっています。科学技術の基本的原理が、特許として認められるのはとても珍しいことです。この特許は、自動車や電気製品も含めたすべての特許の中から最も優れた特許であると審査され、二〇〇九年には常陸宮殿下から全国発明表彰をいただいており、原理としても非常に独特のものになります。

## ＨＡＬによる機能改善治療への挑戦

脳・神経・筋系に疾患のある方が、ＨＡＬを活用することで機能改善した事例が報告されています。本人の脳・神経系からの信号をもとにＨＡＬが機能し、運動機能が不全となった身体を動かすと、結果的に患者さんは自分の意思で筋骨系を動かすことになり、感覚系の情報が人体内外を通じて流れ、脳・神経系と筋骨格系の間でインタラクティブな（双方向性の）バイオフィードバックが構築されることになります。これをくりかえすことによって、脳・神経・筋系のシナプス結合（神経細胞どうし、または、神経・筋肉間の結びつき）が強化され、再学習や機能再生などが進み、脳や神経系、筋肉等の疾患を持つ方の身体機能の改善が促進されるのではないか、と考えています。このようなメカニズムによる機能改善の仕組みを提唱し、「インタラクティブバイオフィードバック仮説(Interactive Bio-Feedback 仮説(iBF仮説))」と呼んでいます。

生体の神経細胞どうしの接続や筋肉などは、使われないと弱くなってしまう性質を持っていますし、一方、疾患の種類によっては、無理に使いすぎることによって細胞がダメージを受けてしまう場合もあります。そういう意味では、生体本来の仕組みを活かしながら適切に神経や筋肉を使うことで、シナプス結合が強化され適切な動作の仕方を学習していくことができるようになるのではないかと考えられます。HALによって動きたいという意思で動くことができ、動いたという情報が脳にフィードバックされる。これをくりかえしているうちに、身体を適切に機能させる神経ネットワークが構築されていくはず、と考えています。

身体の運動の障害の中でも脳卒中などによって、関節が曲がった状態で固まってしまい、脚や腕などがつっぱったり、痙《けい》れんしてしまうような痙縮《けいしゅく》と呼ばれる麻痺の状態があります。中枢神経系で発せられる指令が末梢の筋系に十分届かなくなってくると、しだいに、脊髄の神経細胞から筋肉、筋紡錘《きんぼうすい》を含む局所神経のループができてしまうのが原因であることがわかってきています。通常は(障害が起きる前は)、痙縮が発生しないように抑制系の指令が脊髄にある運動神経細胞に向かって出ています。脳卒中などによるこのような麻痺も、HALの利用によって緩和《かんわ》されるといった事例があります。

動かすための指令信号や動かすことができたことによって生じた感覚信号が、中枢系（脳・脊髄）と末梢系（運動神経・筋系）の間を行き来して、随意運動のための身体機能を改善・再構築しているのではないかと考えています。脳の状態の変化の様子を、ｆＭＲＩ（functional Magnetic Resonance Imaging 機能的核磁気共鳴画像法：脳や脊髄などの神経活動を血液の集まり具合などを可視化することで調べる方法）を用いて確認したりもしています。目に見える運動のほかに、身体の内部の脳の構造もＨＡＬを使用する前、使用した後で変わってきています。

脳が何とかしなければと頑張りすぎて過活動状態になっている人が、ＨＡＬを使っていくうちに、徐々に運動に関する領域のみ活性化し、ほかの頑張りすぎていた領域を落ち着かせていくことができているのではないかという観察が、ｆＭＲＩによるいくつかのデータから見ることもできました。ＨＡＬは、脳の運動の命令にかかわる領域が興奮した瞬間だけ動作を支援してくれるので、脳・神経・筋、そして感覚器官・神経・脳へと至る神経ネットワークに、「そのループですよ。シナプス結合を強化していきましょうね」と適切な動作を実現するように学習をうながす役目を果たしていると考えています。脳・神経系が指令を出力した時に、それが筋肉へと伝わり、適切な運動となってその反応が脳へと返ってくるということです。このとき、体内の神経信号を人体外部に取り出して、リアルタイムで、かつ連続的にＨＡＬの中でそれを整えてから動作を実現しているというところが大切なポイントになります。

このように随意的で、かつ望ましいとされる運動をくりかえし実現することによって、脳・神経・筋系が備えている可塑性《かそせい》(刺激による変化が持続する性質)を活かして、身体機能の改善を促進することが可能になるというのは、複雑ですが、とても興味深いことですね。生命は、このような仕組みをもともと内部の構造として持っているということなのだと思います。

脳というのは思考などといった抽象的なことも扱いますが、身体の姿勢維持・バランス調整や個別の筋肉につながる運動神経への指令など、意識に上らない膨大な神経情報のやりとりも行っています。神経細胞の一つひとつがお互いに影響しあって脳全体は機能しています。機能改善の過程では、神経の栄養因子もかかわっているのでしょう。

例えば、運動意思に応じて脳からの運動指令を適切に働かせるトレーニングをくりかえすことを通じて、ＢＤＮＦという脳由来神経栄養因子(神経細胞の成長をうながすなどの作用を示すタンパク質)の分泌も促進されるような働きがあると考えられています。学習系には報酬系が働いているとされ、実際に身体を動かすことで脳の中では「嬉しい」といった喜びを報酬として得ているのだと思います。うまくできていると思います。このような生体にもともと備わっているさまざまな仕組みをそのまま活かしながら、サイバニクス技術を駆使したロボット治療機器ＨＡＬが新分野を切り開いているのです。

## サイバーダイン社の設立

これまでにない革新的な身体機能の改善治療法を提案し、実際の医療現場へと展開してきましたが、原理の発想と検証、基礎研究、試作・実験、開発・評価、臨床研究、臨床評価、安全技術・評価技術、国際安全規格づくり、薬事・治験、国際連携、革新的医療産業としての事業化・産業化など、長い長い道のりがありました。一九九一年から原理を創り、検証するために、小動物を用いて生体電位信号の取り扱いに関して神経生理学的な基礎研究を開始しました。サイバニクスの研究成果をしっかりと人や社会に形として還元していくために、二〇〇四年には「サイバーダイン株式会社」という大学発ベンチャー企業を設立しました。

二〇一〇年の段階でようやく医療福祉施設で使っていただける水準のＨＡＬ福祉用(医療機器ではないモデルで、医療機器承認を得るためのデータ取得やトレーニング・臨床研究等の用途で活用)ができました。それ以前は、研究室での手づくりでしたが、ＨＡＬ福祉用によって基礎的な臨床データも集まり、実際の医療現場で利用してもらえる水準の研究開発・製造が行えるよう準備を重ねてきました。サイバーダインは、二〇一二年末に医療機器品質マネジメントの国際安全規格であるISO13485を取得し、ついに、医療用HAL(欧州モデル)を開発・製造することができるようになりました。医療用HALは医療機器が満たすべき膨大な国際安全規格をすべて満たしており、二〇一三年の夏には欧州全域で医療機器として自由に流通できるCEマーキング(CE0197)の取得に成功し、ドイツでは公的労災保険の適用を実現しました。この一連の流れは、快挙と言われています。

このような水準で機器開発ができるようになっており、病院での探索的研究を実施し、実際にHALを利用している病院から臨床研究の成果としてデータが集まる仕組みの構築によって、日本では約一七〇の医療福祉施設で使われており、欧州と日本を合わせると四百数十体のHALが現在稼働中(二〇一四年末現在)です。

実際に身体機能を改善する治療としてさまざまな疾患に対応していくためには、患者さんに対しての効果・効能を医療統計学的に証明する必要があります。実際に使っていくと、病名別、症状ごとのさまざまなデータが集まりますから、それを統計的に分析することで、何の病名でどのような症状の方だったら、これくらいの効果がありそうだ、といったようなことが明らかになっていきます。そしてその効果を医療統計学的に証明するためには何人の患者さんのデータが必要なのか、通常サンプルサイズと呼ばれる数が算出されます。そこまで準備をしてから初めて、治験をスタートさせることができます。

現在、ドイツの公的労災保険では脊髄損傷の患者さんの機能改善の治療に適用されています。公的労災保険機構では、ＨＡＬによる治療効果の大きさなどをエビデンスによって確認するだけでなく、医療経済上の観点からさまざまな試算を行い、一年半にわたって評価した結果、週五回三ヵ月、一回あたり一〜一・五時間の治療を合計六〇回行うという治療パッケージを設定しました。それにより、脊髄損傷によって日常生活で介護を受けていた方が、運動能力を向上させ、自立度を高めて要介護度も下げ、トイレなどに自分で行けるようになったため、滞在型・常駐型のヘルパーや介護福祉士・看護師の方の負担が軽減され、巡回型に変更できるようになったようです。これは、社会保障の面で非常に強いインパクトをもたらすことを意味します。

トータルでは、公的保険の支払い総額としてみたときに、介護する側の負担を大幅に低減でき、また、公的資金の支出も圧縮できるというシナリオをドイツ側は全部しっかりと計算に基づいて描いたのです。その結果、一人の患者さん当たり約四二〇万円（三万ユーロ。現在のレートでの換算）の全額がこの公的保険で支払われることになりました。さらに、この六〇回の治療パッケージが終わっても、週一回とか月二回のペースで自立度の高まった身体機能の維持をするということで、その方がお亡くなりになるまで保険が出るようになっています。

患者さんの機能が改善されて、自立度が向上し、家族・介護士・ヘルパーの方々の負荷を軽減させ、一方、公的労災保険機構は公的資金の支出を削減することができ、病院には治療による収入が生まれるという、かかわる方々全員にとって貢献できるような仕組みができあがっていると思います。

HALは革新的なロボット治療機器であっても、それだけではひとつのデバイス(装置)に過ぎません。このような革新的な技術を核として、どのように展開すれば実際の現場で役に立つところにまで到達できるか、新しい分野の開拓は常に手探りの挑戦をやり続け、やり抜かなければ実現できないものだと実感しています。

## 脳・神経系疾患への適用例

ここからは、脳・神経系疾患の機能を改善した事例をいくつか紹介していきます。ポリオ(急性灰白髄炎《かいはくずいえん》、小児麻痺)、脳卒中、脊髄損傷など、さまざまな病名の方々にHALを臨床研究として適用してきました。その事例について紹介します。

一例目はポリオの方の例です。ポリオはポリオウイルスに感染すると身体の神経細胞、特に脊髄にある前角《ぜんかく》細胞という筋肉に直接つながっている運動神経細胞がダメージを受けて、身体を動かすためにとても大切なこの細胞の数が減ってしまう疾患です。今回、赤ちゃんの時にポリオウイルスに感染してしまい、それ以来、約五〇年間、自分の意思で脚を動かせない方にHALを使ってもらいました。

この病気は、神経細胞がウイルスに感染して死んでしまうものです。しかし麻痺していて筋肉も萎縮《いしゅく》していて、まったくご自身では動かせない状態であっても、運動神経が全部壊れてしまっているかどうかは、臨床的な診断でもなかなかわからないものです。

HALを適用しても最初はピクリとも反応しませんでしたが、データを見ると非常に小さなスパイク状(一〇〇〇分の一秒単位で表される程度の瞬間的な現象であり、データを記録すると「とげ」のようになる形状)の信号がときどき見え隠れしているのがわかりました。ご自身の意識にも連動しているか否かすらわからないレベルの信号でしたが、ときどき連動しているようにも思えました。

そこで私たちは非常に高感度のセンサーと信号計測技術を開発し、またこれまでの基礎研究を通して、この方の萎縮してしまっている脚から、非常に微弱ではありましたが動かそうとする意思としっかりと連動した生体電位信号を見つけることができました。神経が大分傷ついていると思われる、まばらな信号です。そこで、その微弱でまばらな信号を取得した後、意思に応じた望みの動作がきれいに実現できるように、信号の足りなかった部分を補い、調整して駆動するHALを試作しました。

患者さんには、試作したHALを装着してもらいました。HALにはチューニングダイヤルがあって信号の大きさと、屈曲側と伸展側の筋肉を支配している神経系のバランスを調節できます。脳からの「動け」という信号が末梢《まっしょう》の神経や筋肉へと届いていれば、それを検出してHALは動くはずです。

初めてHALを装着した時から少し馴染《なじ》むまで時間がかかりましたが、やがてときどき、ピクリと反応し始め、ついに、およそ五〇年ぶりに、ご自分の意思で脚を動かすことができたのです。ポリオで脚がまったく動かせない方に対する世界初のチャレンジでしたし、世界初の成功例となりました。ご本人も驚きと喜びの様子でした。そして、だんだんこれを使っていくうちに、今度は「途中で止《と》められますか」と聞きましたら、「やってみます」ということになり、自分の意思により動作の途中で止めて、曲げて、止めていったことにも成功しました。

筋組織の変化による筋力の増加には、月単位のトレーニングが必要ですが、このような短時間での変化は神経系が持つ柔軟性・適応性の高さによるものと考えられます。おそらく、脳の状態も変わってくるのだと思います。ＨＡＬを使うことで、「動けた」という反応が脳に返っていき、神経系の運動調整機能が短時間で働いてきた可能性もあります。

これまで脚を棒のように固定する装具を付けて人生を過ごされてきた方が、自分の意思で脚を動かすことができたことは、ご本人やご家族にとってどれだけ大きな意義のあることか、想像に難くありません。

二つ目は、脳卒中の方の例です。手術をしたり怪我をしたりして身体の機能が急激に変化すると、私たちの身体は元に戻ろうとする性質を持っています。この性質を利用することで、疾患の発症後、手術後にできるだけ早期から運動療法をしたほうがよいことがわかってきています。安静にしているよりも、そちらのほうが回復が早いだけでなく、回復の上限も高くなると言われています。

この方は、疾患発症後、医師の判断で早い段階からＨＡＬを試しました。身体は麻痺していて、かたい状態の方でした。動作には現れませんが、信号は取れました。前に述べたポリオの方と同じです。そこでＨＡＬを装着して、脚の曲げ伸ばしの訓練が始まります。そして五日目に少し改善した反応が出て、二ヵ月たった時には、かなり動かせるようになりました。

ＨＡＬ装着によって運動した後、ＨＡＬを外したらどうなるかということが効果としての分かれ道になります。この方は、しっかりと動かすことができるようになりました。

この間に脳は、どう変わってきたのかということが、HALを利用している医師によって調べられました。そうすると、HALを使った後、脳の運動をつかさどる部分がしっかりと活性化し、その他の場所が頑張りすぎないで健康な人に近いパターンになっていることが報告されました。iBF仮説に矛盾しない結果だったのではないかと考えています。

ほかの病名の方への適用に関しても、感動的な結果が報告されています。

最近の例では、ドイツの公的労災保険機構の中核病院の一つであるベルクマンスハイル大学病院から“*Neurology*”という世界トップレベルの医学学術誌に脊髄損傷の方の歩行機能が大幅に改善された臨床効果の事例が報告されました。

このように、革新的ロボット機器であるHALを適用することで、これまで実現できなかった領域で新しい医療を創りあげることに挑戦する準備ができてきたように思います。新分野の開拓の道をともに歩んでくださる方々とのよい連携があって初めて、このような画期的な成果に到達することができるのだと実感しています。

## サイバニクスから生まれる革新的デバイス／サービス

私たちは、人生の最後において、また、障害の程度によっては寝たきりになるケースもあるでしょう。しかし、たとえ寝たきりになっても人に思いを伝えることができるのは、大きな意味を持つと思います。寝たきり状態で自分でナースコールをすることさえできないような状態であっても、パソコンなどを操作して自分の想いを大切な人にテキストにして伝える。電気を点《つ》けて消す。果たしてそんなことは四肢がまったく動かない人でも可能になるのか、ということを課題としました。

ＡＬＳ（筋萎縮性側索硬化症《きんいしゅくせいそくさくこうかしょう》）となって人工呼吸器を付けており、視線がわずかに動かせる程度で身体はピクリとも動かなくなってしまった方に、新システムの試験にご協力いただくことになりました。

ＨＡＬで培ってきた微弱な生体電位信号を取得して処理する技術は、人と機械の境界部分、つまりインタフェースと呼ばれる部分に関する技術となります。この信号取得／処理技術を装着型の外骨格型ロボットに適用するとＨＡＬになりますし、これをパソコンにつなげば新たなコミュニケーション支援システムになります。このような生体電位信号処理インタフェース技術を、ＡＬＳの方に適用できるよう研究開発し、試作装置として仕上げることで、パソコン上に表れた文字を選んで文章を打ち込み、メールを書くことまでできるようになりました。

また、生体電位信号を処理するインタフェース技術を外骨格ロボットに適用したサイバニクスから生まれたデバイスとしてHALをとらえると、脳・神経・筋系の疾患患者を対象とするだけでなく、介護する人たちにもHALを適用することができます。介護従事者の七割から八割の方は腰痛持ちになっています。HALは力仕事のアシストができますので、腰痛防止をしながら作業支援ができます。このような現場にも社会的に貢献できるニーズがあるわけです。病院の中でしか使えないデバイスではなくて、福祉施設でも、日常的に家庭や職場の中でも、サイバニクスから生まれるデバイスやサービスが課題解決に貢献できると考えています。

ここで日常生活・家庭・職場にフォーカスしたお話を少ししたいと思います。統計を見てみますと、日本の死亡原因で最も数が多いのはがん、その次が心疾患、肺炎、脳血管疾患と続いています。心臓も脳も「血管系疾患」として足しあわせると、がんに匹敵する割合の死亡原因になります。大きな原因のひとつは血液の塊《かたまり》が血管を詰まらせてしまう「血栓」ですが、血栓形成の一番のリスクファクターは不整脈と動脈硬化、そして脱水症状のこの三つです。

そのため、この三つの兆候をしっかりととらえられるデバイスの研究開発にも力を注いでいます。病気になってから何かやるというより、ならないようにするのが一番です。そのために日常的にバイタル情報を取得／蓄積／解析／管理する技術が必要となります。これを実現し、日常的に利用されるところまで社会実装し、予防効果を発揮することができれば、より健康度の高い社会づくりに加え、公的資金の支出の削減にも貢献でき、医療界だけでなく社会全体に大きなインパクトを及ぼすことになるでしょう。未来医療における予防の重要性は、どんなに強調してもしすぎることはありません。

そこで、指先を乗せるだけで脱水症状がわかるデバイスや服の上からでも心電図がわかるデバイス、手のひらサイズの動脈硬化検査装置などを研究開発しています。従来、病院でしか使えなかったような大きな装置も、計測原理を根本から見直すことで手のひらに乗るようなサイズで計測できる技術開発に挑戦し、ついに試作にまでこぎつけました。こうなってくると、装置の持つ意味が変わってきます。これまで病院でしかできない診断だったから、病院に行かなくてはなりませんでした。ところが年に何回も行くことは困難です。その結果、病気が見つかった時には、「慢性化しています。もう手遅れです」となっていることが多いのです。そこへこのようなデバイスが日常的にポータブルで使えるようになると、攻めの予防が実現できるのです。重要なことは、自分の健康状態を日常的に測って予防することなのです。

サイバニクスによって生み出された技術は、ＨＡＬにとどまらず、さまざまな新しい革新的なデバイスや、それを活用した革新的サービスとして展開していくことが可能になるでしょう。こうやって革新的なデバイスを作っていくことと、それを運用技術として活用・展開し、サービス事業として育てていくことを常に同時に展開していくことが大切だと考えています。

## 先端技術創出の新たな流れ

ハイテクと呼ばれるものは、米国を含め世界中で軍事技術の開発にそのルーツをさかのぼることができます。例えば宇宙開発もミサイル技術もインターネットも同様です。すべてが軍事技術からと言っても過言ではありません。一方、日本にはそういうハイテクの軍事技術を開発する場はありません。戦後は民生品の大量生産のために生産技術のハイテク化が進みました。しかし、現在、近隣諸国の生産拠点化によってハイテク開発の場を失いつつあります。これからの日本では、どこがハイテク開発の場として適しているでしょうか。

私には、医療分野や福祉分野こそが先端技術を創出する場となるのではないか、との思いがあり、未来に向けて新しいテクノロジーをフル稼働で創ってきたわけです。そして前に述べたような展開を実証的に行ってきました。そのようななか、東日本大震災で福島第一原子力発電所の原子炉が大変なことになった時に、放射線被曝《ひばく》を受けながらでも作業員の方々は仕事をしなくてはいけない状況となり、現場の責任者が飛んでこられました。依頼されたのは放射線被曝低減ジャケットを備えた全身型のＨＡＬです。

このプロジェクトは、震災発生後すぐにスタートさせて、約四ヵ月でプロトタイプバージョンができました。六〇キロの重さのタングステン製のジャケットと冷却装置を備え、身体を冷やしながら作業ができるように設計し、試作しました。ジャケットを着ているので大切な臓器の放射線被曝を減らしながら、作業の効率化を図ることができます。

こういった開発が短期間で可能であったのは、さまざまな規制や国際安全規格等に準拠しなければ患者さんに使ってもらうことが許されない「医療用ＨＡＬ」の研究開発をやりぬいてきた経験があったからだと思っています。この医療用ＨＡＬの研究開発の基盤があったから、短期間で災害対策用のＨＡＬを形にすることができたのです。

エンターテインメントなど他の分野では、人に対して影響を及ぼすデバイスやサービスであっても「まあ、やってみよう」ということが許されるかもしれませんが、メディカル分野ではそれを許してくれません。世界共通で守らなくてはいけない最も厳しい水準の規格や規制が文書化されており、その手続きにしたがって製品をつくり上げていく必要があるのです。その意味では、メディカルデバイスをつくることができれば、厳しい要求水準の他の用途のデバイスであっても、しっかりとつくることができるとも言えるでしょう。メディカル分野で先端技術を創出し、課題を突破することができたら、ある意味ではオールマイティーのカードを手にすることができる、と見ることもできるのです。

また、もしこの災害対策用の重いメタルジャケットを装備したＨＡＬの用途を、放射線量を測定するためのガンマカメラと呼ばれる非常に重たいカメラを持つ作業ではなく、重火器を持った重装備仕様に変えたら、これは兵器になりかねません。そこで大切になってくるのが、倫理的な観点です。

そのようなことも熟考し、創りだそうとする先端技術の基礎研究開発の段階から、それを事業として展開していく時の仕組みに至るまで、サイバニクスによる成果は人や社会の役に立つものでなくてはならない、という理念を組み込んでいます。この分野では、最も早い段階から新しく倫理委員会（サイバニクス倫理委員会）を設置してきました。生命倫理学、ロボット倫理学などについて、国内外の倫理学会でも基調講演・特別講演などを通して、テクノロジーによる適切な未来開拓について発信もしています。

サイバニクスの成果を展開し、社会実装するために設立されたサイバーダインという株式会社は、株式を東京証券取引所マザーズ市場に上場する際に、日本初の議決権数の違う複数の種類の株式を発行する(つまり議決権が一〇倍の株式と通常の株式の両方で構成される)形で上場を実現しました。これにより、平和や人や社会のための理念をしっかりと維持し、強力かつスピーディーに新産業創出を進めることができるようになりました。

サイバニクスを駆使して生み出される健康長寿社会の実現に向けた先端技術の研究開発では、医療・福祉・生活分野をひとつの大きな枠組みとして見て、生活全般のデータから、現在医療分野での専門家の領域でのみ使われているデータまでを一体のものとしてとらえ、健康状態を管理していけるようなシステムやサービスが必要となる。そんな時代が来ると考えています。

私は、サイバニクスが開拓する新産業分野を、人を総合的に支援する新たな産業分野としてとらえています。自動車産業とか電気産業と同じように医療・福祉・生活分野にフォーカスした「人支援産業」という新産業分野を業界として創出し、世界産業として展開していきたいと考えています。

## 家庭に溶け込むサイバニクス

メディカル分野でも生活分野でも利用されるサイバニクス技術は、社会が直面するさまざまな課題を解決していくことでしょう。私は、これらを家庭などの生活環境に展開するためのプロジェクトを進めています。畳一枚の広さがあるだけで、健康管理から身体の機能向上までできてしまう。家にいればいるほど健康になる。そんな革新的システムを、医療の範囲も含めた「サイバニック生活支援インフラ」として、最先端のサイバニクス技術が家庭に溶け込んでしまうような新たなチャレンジを始めました。

さらに、各地域にも拠点づくりを始めています。ロボケアセンター／HAL FITといって、そこでHAL(医療用でないモデル)を使った科学的なフィットネストレーニングや、その拠点を核とした新しい医療・福祉・介護のあり方について開拓を始めました。そこは、ロボット機器を適切に、かつ機能を最大限に発揮できるように運用するためのサービス開発を行ったり、地域と連携したり、運用現場から研究開発チームへと課題をスピーディーにフィードバックしたりするための拠点になっています。

近い将来に直面する課題にどう向き合い、課題の解決や目的の達成のための手法づくりにどう取り組むかということを考えていくと、一つひとつの課題の突破には膨大な時間と多大な労力と煩雑な規制が待ち受けていることが想像できるため、今から始めておかなければならないという思いがあります。一〇年後、二〇年後というのは、あっという間に来てしまいます。より重い負担を社会が抱えなくてはならなくなる時代がすぐ間近に迫っているのです。

人類は、ほかの生き物と違ってテクノロジーを手にしました。それによって、自然淘汰《とうた》と呼ばれる道ではない、テクノロジーとともに歩まなくてはいけない道を、すでに選んでいるのだと思います。このことは、どのようなテクノロジーを生み出すかによって、これからの私たちの未来が決まるということにほかなりません。

人や社会に影響を及ぼすような医学や工学などの科学技術に携わる者は、これから先、どのような未来社会になったらよいかということをいつもイメージしておくことがとても大切だと思います。「夢」「情熱」は大切ですが、「人や社会を想う心」はもっと大切です。医とテクノロジーと人間の関係は、一体的に考え取り組んでいかなければなりません。これからの時代は、人とテクノロジーと社会が融合複合して相互に支え合う「テクノピアサポート」の時代とも言えるでしょう。そう名づけてみましたが、未来社会の一つのあり方かもしれません。

サイバニクスによる未来開拓への挑戦は今始まったばかりです。続々と挑戦者たちが集まってきています。さらに次の世代の挑戦者へとその波紋は広がっていくことでしょう。未来の扉を開けるのは、そういった挑戦者たちなのです。それはあなたかもしれません。こういう挑戦者たちの力になれたなら、とても幸せなことでしょう。

# 脳の発達と幼児教育

小泉英明

**こいずみ・ひであき**　1946年生まれ．1971年東京大学教養学部基礎科学科卒業．同年，日立製作所入社．偏光ゼーマン原子吸光法の原理創出・実用化で76年理学博士．日立基礎研究所長・技師長を経て，現在，日立フェロー(役員待遇)．日本工学アカデミー副会長・中国工程院外国籍院士．中国東南大学栄誉教授．欧米・豪州他，内外の学術組織のBoard Memberを兼務．MRAや光トポグラフィの原理創出(1985, 95年)，fMRI装置(92年)を開発．

私は、脳の発達、赤ちゃんの育て方、乳幼児期のあり方などのなかに科学の視点を入れる必要があると思っています。身体も心も健やかに育ってもらうために、何をしたらいいのか、何をしてはいけないのか。乳幼児の経験が、神経回路の発達の問題に大きく関与しています。図1にあるように、学習や教育の概念は人間の一生に直接かかわっています。脳科学的データを積み重ねて、さまざまな専門の先生たちと協同で新しい分野を研究していますので、そのことについてお話ししていきたいと思います。

## 脳を測る

私は日立製作所でＭＲＩ（磁気共鳴断層撮影）や光トポグラフィ（ＮＩＲＳと呼ばれることもあります）の開発をしてきました。そしてこうした機器を応用して、今まで測る方法がなかった脳の活動を測定したいと思って、さまざまに試みてきました。

脳を測る装置には、昔から脳波計があって、今でも役に立っています。脳の大脳皮質というところには、神経細胞がたくさんあり、神経は電気信号でやり取りをしていて、脳の中で活性

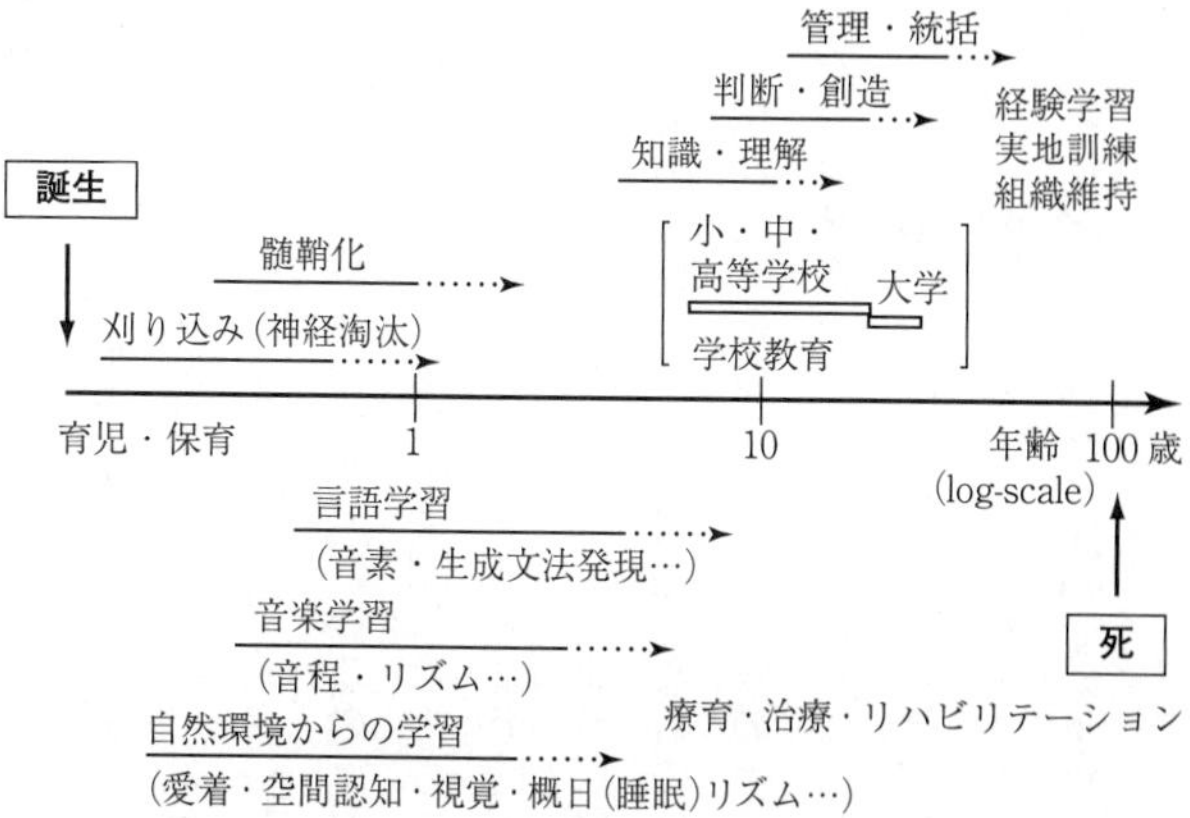


**図 1　誕生から死までの一生を通じた学習と教育の概念**

誕生から死までの一生を通じた学習と教育の内容を示したもの．横軸は時間軸で，1 歳，10 歳，100 歳という形で対数表示をしている．特に誕生後の 1 年間は，各種の原始反射(1 年を過ぎると，消滅するものが多く，赤ちゃんが生きるための手助けとなる)が備わっている．さらに，最近になって，誕生直後の新生児も母親の匂いを嗅ぎわけたり，母語を区別できる能力が備わっていることがわかってきた．
出典：小泉英明『科学』岩波書店，2000 年．Koizumi, H., Brain-Science and Education in Japan, in *Neuroscience in Education* (ed. Della Sala, S. et al.), Oxford University Press (2012).

化したところには微弱な電流が流れます。それを電圧で計測します。

脳というのは、豆腐が水に浮かんでいるみたいに、脳脊髄液《のうせきずいえき》の中に浮かんでいるように収まっています。脳脊髄液は生理食塩水と同じぐらいの塩分を含んでいますから、電流がよく流れます。その外側にある頭蓋骨は絶縁体に近いものです。

脳波は頭皮の電極で見るものです。しかし、すぐ下に絶縁体があるうえ、内側を電流がさまざまに流れてショートしているものですから、情報がよくとれないのです。それが脳波による検査の限界です。

Ｘ線ＣＴも、脳を見るときに、よく使われてきました。これはＸ線を当てて見る方法ですので、得られる映像は影絵です。形はわかるけど、そこまでの情報なのです。

先に述べたＭＲＩは、知りたい脳の中の、ある部分の一点の情報を外へ持ち出すという仕掛けです。ＭＲＩが測っているのは水素の原子核の陽子（プロトン）から出てきている信号です。プロトンが固い物の中に閉じこめられているとか、サラサラの液体の中にいるか、ドロドロした液体の中にいるか、その差まで情報として取ることができます。水素原子核のプロトンが止まっているか、あるいはどのように動いているかを、信号を解析することで読めるのです。

脳の中で動いている典型的なものは血液です。血液は水が主成分です。水の主成分は水素、そのプロトンを追うことで、脳の中で動いている部分が判明します。こうして血管を描画するのが、ＭＲＡ（magnetic resonance angiography）です。

一方、脳の一部で神経活動が活発になると、そのエネルギー消費をまかなうために、すぐさま新鮮な動脈血が送りこまれます。それを観測すると、脳の働いている場所が詳細にわかります。それが脳の機能を描画するｆＭＲＩ（functional magnetic resonance imaging）と呼ばれる技術です。

MRIの便利なところは、X線のような被曝もないし、後遺症も残りませんから情報をたくさんとることができることです。

私は最終的には心を計測したいと考えていました。心の状態はfMRIでずいぶん脳の様子として見えるようにはなってきたのですが、測っている間は被験者は装置の中に入らないといけないし、絶対に動いてはいけない。計測の座標軸が装置に設定されているからです。そういう状況では、微妙な精神状態を測ろうと思っても限界があるので悩みました。

それで始めたのが、光トポグラフィという光を使う方法です。この方法だと、頭に被り物をすれば、被験者が動いても計測が可能です。なぜなら計測の座標軸を、頭に設定することができるからです。使うのは可視光と赤外光のはざ間にある波長域です。可視光と赤外光は、物質によって吸収される原理が異なるので、はざ間の波長域は吸収する物質が少なく、比較的透明な窓のようになっているからです。

脳のある部分が活発に動くと、エネルギーが必ず要ります。脳の場合、エネルギーは血液からしか取れないのです。そのエネルギーは、ヘモグロビンにくっついている酸素とグルコースが補給しています。

ヘモグロビンに酸素がくっついた状態だと、先に述べた動脈血で、鮮血です。ヘモグロビンから酸素が離れると、どす黒い色になります。それが静脈血です。色が違うということは、吸収スペクトルが違うということなので、それを利用して測定するのが光トポグラフィです。

ヒトが課題を行ったり、刺激を受けたりすると、必ず脳が働きます。反応した部分の血液量が変わります。それを画像にするのです。

この装置は軽くて、人に装着すれば、動いているときでも使えます(図2)。

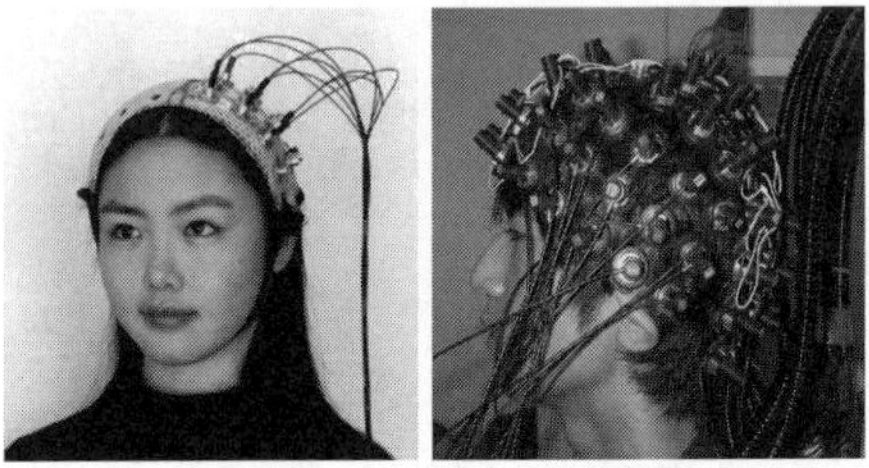

(A)　(B)

**図2　光トポグラフィ装置の装着部**

(A)初期(1995年頃)の原理実験に使用された光トポグラフィの装着部. 直径1mmの細い光ファイバーの先端が, 被験者頭皮の毛根の間に, 軽く押し当てられる. この光照射用ファイバーから, 頭皮, 頭蓋骨, 硬膜などを通して, 大脳皮質に光が照射される. 大脳皮質で吸収・散乱反射された光は, また頭皮表面に戻ってくる.
(B)実用期(2002年頃)に入ってからの光トポグラフィの装着部.
出典：Maki, A. et al.(including Koizumi, H.), *Med. Phys.*(1995). Koizumi, H. et al., *Biomed. Opt.*(1999). Koizumi, H. et al., *Appl. Opt.*(2003).

ただ、可視光と赤外光のはざ間の波長域といっても、使うのは光ですから脳の奥のほうまでは入りません。赤ちゃんの場合はまだ入るのですが、成人の場合は表面から三〇～四〇ミリまなのです。ですから、大脳皮質の一番外側のところを計測をしているというのが現状です。

今のところ、心の測定ができるというのは、ちょっと言い過ぎかもしれないのですが、精神疾患の鑑別診断の補助などには実際に役立っています。先進医療制度から、保険収載《しゅうさい》へと進んでいます。

## 脳の働きと領域

われわれの行動の基本は、広義の「報酬系」の中でスタートしているということがほぼ明らかになってきています。報酬系という言葉をだいぶ聞くようになりましたが、簡単に言えば、人間も動物もそうですが、欲求が満たされたときに活性化して快の感覚を与えてくれる神経系のことです。その報酬を処理している脳の場所のどこが、どんなときに活性化するかが、私たちが開発したｆＭＲＩや光トポグラフィ装置でかなり正確にわかってきたのです。

動物は直後の報酬で動きます。アシカとかオットセイとかには芸をした時、すぐご褒美《ほうび》の餌《えさ》(魚)を渡していますよね。しばらくしてから渡すと、何で報酬をもらったのかがわからないのです。人間はかなりタイムラグがあっても、それがきちんと「報酬だ」と理解できます。

いろいろな報酬があります。例えばお猿さんは、ジュースをもらった時に喜びます。人間の場合は、そういうものをもらっても喜びますけれども、お金をもらった時には、お猿さんがご褒美をもらった時と同じ報酬系が活性化するのです。お金で物が買えるからです。

お金は少し抽象化されていますが、やはり物に近いのです。

一方、「あなたは立派な人物だ」という社会的評価は精神的なものです。しかしわれわれは、社会的に評価されると嬉しい。やはり脳の報酬系が賦活《ふかつ》されます。なぜ人間はそうなのかといいますと、進化のなかで少しずつ人間特有の回路を報酬系に付加してきたといえます。

これは教育にも非常に重要な点だと思っているのです。

私が興味を持っているのは、「利他行動ができるかどうか」ということです。「精神的な満足」が得られると、「ものをもらった満足」と同じところがより強く動くということは、自分がたとえ損をしても、誰かがものすごく喜んでくれるなら嬉しい。それで満足が得られるわけですから、利他的な行動ができるのです。これは、教育の原点ではないかなと考えています。

勲章をたくさんもらっても、お猿さんがバナナをもらっているのと、脳から見ると基本的には同じなのだと。それを言うと嫌がられるのですが。でも、その先まで考えれば、もしかすると、そのことが温かい心や人間の尊厳といわれているものに直結するかもしれないと感じました。

温かい心を育むことこそ、教育の一番根源的なところに結びつくのではないかと考えています。こういうことがｆＭＲＩや光トポグラフィなどの装置と実験の積み重ねでわかってきました。

## 脳の構造

人間も動物の脳も全部そうですが、中心部から外へ外へと層状に広がって進化してきました。無理にわけることはないのですが、一般的にいえば、一番真ん中の脳幹《のうかん》や間脳《かんのう》のあたりは、「爬虫《はちゅう》類の脳」と言われています。ここは反射や生命維持に関わる部分です。名前の通り爬虫類の脳にそっくりなのです。血液の循環や呼吸などの生物の基本的な活動や、無意識で活動している部分をつかさどっています。

その外側に辺縁《へんえん》系があって、これは、爬虫類は持っていない部分です。少し進化した「古い哺乳《ほにゅう》類」から持っているところなので、「原始哺乳類の脳」と呼ばれています。哺乳類に共通の報酬系や、「好き嫌い」とかをつかさどるのがこの部分です。

そしてその一番外側に新皮質といわれるところがあります。ここも哺乳類で発達したのですが、特に「霊長類」で大きく発達して、人間が際だって大きい。それが額にもなったのです。ここは理性や知性など人間らしさをつかさどる部分です。

「ネコの額」というぐらい、ネコの額は狭い。人間の前頭前野に相当するネコの皮質領域は、きわめて狭いのです。

前頭前野の尖端《せんたん》領域は、脳の地図でいうとエリア10としてわけています。それを前頭極と呼び、その部分は、人間と一番近い種のチンパンジーと比較しても体積で倍違うのです。脳全体の体積からいうと、チンパンジーとヒトでだいたい三倍違います。ですから、実際の量としては六倍違っている場所なのです。

ここがチンパンジーと人間の大きな差を出しているところではないかと考えられていて、人間特有の心や精神と関係が深い領域です。

生き物の進化は、脳が大きくなっていく過程とほぼ重なっているのです。脳の重量と進化とは、大まかに言えばだいたい比例しています。

このように脳は内側から外側に進化してきたのです。脳については、今、いろいろわかってきたといっても、脳全体からいうとまだまだわからないところがたくさんあり、芸術家とか、職人といわれる方々が、体に蓄えてきた能力とか知恵なども、そう簡単には脳のほうからはまだまだ解明できていません。しかし、挑戦的な研究はすでに始まっています。

## 文字は早く教えない

このごろは、子どもに文字を早くから教えますが、ここにもむずかしい問題があります。進化の過程からいうと、言語は比較的昔からあったにしろ、文字にしたのは最近なのです。それを幼児期の早い時期に教えてしまうと、どういうことが起きるのか。

言語の一番本質的なものは聴覚性言語です。音から入って、音を聞いて、音を出す。そうやっておぼえてきたものです。それより先に視覚から文字が入ってくると、混乱する。ですから、文字は早く教えないで後から教えたほうがベターなわけなのです。

それを幼稚園からお受験ということで、文字を教え出している。これも後で思わぬところに弊害《へいがい》が出る可能性があると思うのです。

自分がいるその環境に適応できるように、柔軟性を持っているのが神経回路です。まず、生まれた環境に合わせるようなプロセスがありますが、それは臨界期を持っていて、小さい時にだけ可塑性《かそせい》が保証されているのです。でも、この時期は可塑性と同時に、刈り込みというものもあって、まず、遺伝子の情報で作られた神経回路を環境に合うように修正します。

そのような形で基本的な神経回路はできるのです。

特に、五感を司《つかさど》る感覚野では、臨界期に外から情報や刺激が入ってこなかったら、その回路を溶かしてしまうのです。そうすると、残ったものは、信号の入ってきたものですから、おおいに環境に適応する。

例えば、日本人には、「L」と「R」の区別ができない人が多い。これは、日本の環境の中だと、英語のLとRを区別していないため、そういう情報がないからです。余計なものを区別するよりも、ふだん入ってくる言葉を正確に聞きわけたほうがベターなわけです。そのように回路ができているのです。ですから、決して退化したわけではなくて、「最適化を図っている過程だ」と考えられます。

そういうような形で、最適化を図るための可塑性を保持しているのが神経系の本質だと考えています。

しかし臨界期、もしくは最適期とか呼ばれるのがあります。ある時間を過ぎてしまうと、そんなに変化すると逆にまずいですから、固定してしまうことです。

そうしてできた土台の上に、教育や自発的な学習によって、神経回路を改善して積み重ねていくのだと思います。

子音の「L」と「R」ですが、実際に赤ちゃんで実験がなされてはっきりしていましたが、臨界期はだいたい一二ヵ月です。一二ヵ月で閉じてしまうのです。それまでに、そういう音をしょっちゅう聞いていないと、もうそういう音は使う必要がないということで、区別することをやめてしまう。そして、ラリルレロという日本語の範疇《はんちゅう》だけで聞き分けていく判断ができ上がるのです。

LとRの場合は、子音ですが、母音の場合もやはり同じように臨界期があります。母音の場合は、もう少し臨界期が長い。それは、遺伝子で決まっていると思います。今までの進化の中で、その音に対する臨界期というのは、どのくらいがベストかが選択されて、遺伝子がそういう形になっているのです。

これが学習で手に入れた遺伝の引き渡しということです。

もう少し説明すると、一般に、よりよく環境に適合するために遺伝子は変化してきました。長いタイムスケールで見れば、これも、広義の学習と言えるかもしれません。しかし、個体の生存期間中の学習は、神経回路の形成によるものです。一般の本でも時々勘違いしているのは、そういう臨界期があるから、三つ子の魂百までで、何でもかんでも小さい時にやっておこうとする。そういうことはないのです。聴覚は感覚ですから、感覚については、非常に明確な臨界期があります。ですから、何でも詰め込めばいいというのは間違いです。

なおふだん考えていなかったようなものにも、臨界期があることがわかってきました。それは、非常に基本的なもので、例えば睡眠のリズムも、乳幼児期に、周囲の明るさの変化から学習します。小さい時に確立しないと駄目だというものにだけ臨界期があるので、後になって獲得しなくてはいけないような複雑なものについては、明確な臨界期はないと考えられています。

生きることに関する基本的な能力、進化の過程でいうと、かなり昔の原初的な時代のものには、早い臨界期があるのです。

## 視　覚

例えば視覚です。ネコやイヌなどが持っている視覚は、人間に近く、特に、ネコの視覚は人間とほとんど変わらないので、動物実験がやりやすいのです。ですから、脳研究の中で一番進んでいるのは視覚に関係することです。

視覚の発達にも非常にはっきりした臨界期があります。

特に、視覚の場合、われわれの脳は並列《へいれつ》分散処理ということをやっているのです。外から情報が入ってくると、いったん脳の中でバラバラの要素に分解して、要素ごとに分担する回路があります。それを同時進行で処理をして、最後に結果を持ち寄って、そこで一つにまとまったものが初めて意識に出てくるというものです。意識下の作業のほうが、はるかに多い。

そして神経の回路による信号処理は、速いように言われていますけど、すごく遅い。光や電波の場合だと一秒間で地球七周半もします。電線の中の電子による信号伝達も同じようなスピードです。ところが、脳の場合は、速いものでも一〇〇メートルがせいぜいで、遅いものだと一秒間に数十センチしか伝わらないのです。

頭の中の神経がやり取りしているのは、主として電気の流れです。原子から電子が抜けると陽イオンになる。そのイオンの形で信号は伝えられています。ただ、イオン自身が動くのではなくて、イオンの濃度が増えたか減ったか、その濃度の差が波になって伝わっている。そのために情報伝達が遅いのです。

そのイオンは、基本的にはナトリウムとカリウムです。両方とも軽いイオンなので動きやすいのですが、金属の中の電子に比べると伝達がものすごく遅い。なので、情報を細かくわけて、並列処理して持ち寄る。ただ、どうやってそれだけ複雑なことを脳がやれるのか、その方法についてはまだわかっていないのです。

今、並列分散処理という分業方式を、スーパーコンピュータで使っていますが、それですらほんとうに限られた量しか計算できないわけです。京《けい》というコンピュータにしても限りがあります。人間は、もっとはるかに多いことをやっています。

しかも人間の脳は、数十ワットで動いていると言われているのです。

それでこれだけ複雑な処理をしていますが、今度作る京の次の世代のスーパーコンピュータを動かすと、神戸市が停電するのではないかといわれるぐらいの電力が要るとされています。今の京一台で約一〇〇〇万ワット、ほぼ一万世帯分です。それに対して、人間の脳は、ほんのわずかなパソコンぐらいの電力消費で、はるかに高度なこともやっています。

話を並列処理に戻しますが、入ってきた刺激を分断させるために、篩《ふるい》に掛ける部分がどこかにあるはずです。そのわける仕事をする脳の領野が視覚野にもあります。視覚の場合ですと、輪郭《りんかく》線、色、動きについて基本的には五つに、さらに細かくは一〇〇ほどにわけています。動きの処理はV5(MT野)という領域が専用でしています。ですから、そこが事故やケガで壊れると、全部静止画のコマ送りみたいになってしまうのです。色の部分が壊れると白黒になってしまいますし、線分が壊れると形がわからなくて、絵を描いても三角形のかどが全然つながらなくなってしまいます。

色の部分は、視覚細胞が三種類、受容器として三原色に相当しているので、そこのところに入ってきたものを合成して、色として頭の中に記憶するというプロセスです。

このように並列分散処理をしているのですが、分解して処理しているところは混乱してしまいますから、いっさい意識にあがらないわけです。ですから、再結合してでき上がったまったく人工的な画像を、われわれは、外界だと思って見ているのです。

いろいろな人間が同じような判断ができるのですから、確かに共通性は持っているのだと思いますが、どこまで共通性を持っているかは証明するものが、まだありません。

人間がこんなにうまくでき上がっているのもふしぎですが、それは遺伝子情報があるおかげです。身体の構成を組むのは、遺伝子の中にコードされていますから。その遺伝子のコードにしたがってタンパク質を新たに作って、それをどう結合させるかというのもコードされているわけです。けれども、脳のほうは、そういうコードがどういう方法で結合されているかが、まだわかっていないのです。

## 幼児の教育

脳の神経回路が作られるには臨界期がありますから、大事な基本的なことは、そのときまでに習得しておかなくてはいけません。なぜそれが重要かと言いますと、先の並列分散処理に関係していて、多くの脳内の情報処理というのは意識下で行われています。意識にのぼらないのです。

つまり意識にあがったものは「全体の脳の処理の中の一部だ」ということなのです。そうなると、最初の段階で、意識していないところをしっかりと作るということが、とても大事なことです。

本や文字は全部、意識にあがったことしか出しません。ですから、そういう知識だけで、子どもたちの初期教育をしようとすると、かなり危ういものがある。

もともと教育は、長い間みんなのなかで伝承されてきた部分があります。それは、いろいろと試行錯誤をして、よかったものが伝承されているということでしょう。そのため、教育の初期の段階では、昔ながらの教え方でやっていれば大きな間違いはしていないはずです。

ところが、「小さい時から文字を教えよう」とか、それからフラッシュカードとかは、みんな意識で考えたことです。そちらのほうをあまりにやり過ぎると、肝心な脳が意識下の機能を自然に学習する時間がなくなってしまいます。そうすると後で問題が出てきます。

韓国の親子のことで、一度相談を受けたケースがあります。韓国は、一生関われるようなポジションを得るためにも英語力が重要だというので、教育ママたちが生まれた時から子どもを英語のビデオ漬けにしたりして赤ちゃんを育てたりしていたそうです。英語をきちんとやっておけば、そのうち韓国語は、自然に周りから勉強できるからということで、韓国語はワザと聞かせないで英語ばかり聞かせていました。そうしたら、韓国語が喋《しゃべ》れない、つまり、喋らない赤ちゃんになってしまったのです。なぜなら、言語の獲得には親と子の双方向性の会話が必須であって、一方通行で聞くだけでは、だめだからです。それで治療が必要になりました。そういう人たちが出てきたというので、向こうの小児神経科の医師からの相談がありました。

初めのうちでしたらかなり治るとは思いますけど、後遺症がどう出るかはまだわからないのです。小さいうちに気づけば、言語はかなり取り返せるとは思うのですが、あまり長くやると、問題が起きるでしょう。

## 自然で育つのがいい

子どもに音を聴かせるにしても、モーツァルトがよいとか、産まれる前から聴かせる胎教がいいだとか、いろいろな説があります。しかしピアノの音は弦によりつくられますから、一番単純な正弦波です。音叉《おんさ》の音と、そんなに違わない。ところが風の音、波の音、葉ずれの音などからは、普段あまり意識しないかもしれませんが、すべての周波数の範囲の音をまんべんなく学習できるのです。それぞれの波長に合ったところの神経回路が、きちんと発達できるわけです。

だから、小さい時は、音楽性とか情緒の話のレベルではなくて、たくさんの情報をもらって、脳の基盤を築いていかないといけないのです。

これは景色でもそうなのです。例えば、都心に新しく作られた街には、私は違和感をもつことがあります。きわめて街が人工的なのです。写真で見ると、ほとんど直線から構成されています。ところが、私がいる中央研究所のある武蔵野や埼玉の鳩山の自然は、曲線があり、直線の向きもさまざまな方向に伸びています。

こうしたことと関連があるのが、神経科学の分野ではよく知られる子ネコの実験です。生まれてしばらくした子ネコを縦縞《たてじま》しか見ることのできない環境で育てると、縦縞は見えますが、横縞が見えなくなってしまいます。この理由は、縦縞の環境のなかでは大脳の視覚野が十分構築されず、特殊に作られてしまうからです。この限られた環境で育つと、脳神経が縦縞に最適な形で構成されます。脳の神経回路は、環境に対してプラスにならない物は作らないのです。

神経のそれぞれの接続部（シナプス）は遺伝子によって用意されますが、神経の接続は、環境からの刺激があるかどうかが決め手です。

特に幼年期に環境から刺激を受けて形成される神経細胞網《しんけいさいぼうもう》は、そのままの形で残ってしまいます。環境から刺激が入ってくれれば、それを処理できる回路は形成されますが、刺激が入ってこないと、たとえ一度それに近い神経回路がつながっても、すぐに溶けて消えてしまうのです。神経回路は、そういう構築の仕組みです。

生きていくことは、その環境に最適化するプロセスですから、その環境にはそれしかないと、それだけに一番敏感に効率よく処理できる神経回路になってしまうわけです。

人間は、ずっと自然の中で生きてきました。その中で適切なものを築き上げてきたわけです。だから、幼児期はできるだけたくさんの自然環境のなかで育つのが望ましいと考えています。しかし幼い時はすべてを一〇〇%自然のなかにという意味ではありません。そういうものがいっさいないような環境というのは、気をつける必要があるのです。

特に、幼児は実体験をすることが、とても重要です。決められたプログラムは人間の頭の中で考えたことをやるわけですが、実体験というのは何が起こるのかはわからない。昔から人間が遭遇《そうぐう》してきたいろいろな問題に、そこで出会える可能性があるわけですね。

脳にも体験したことで作られる原風景みたいなものがあって、そういうもので神経回路の土台が作られる。そこからは、いかようにも将来伸びていくけれども、土台の部分で大きく欠損《けっそん》して穴が開いてしまうと、後になって何かが問題点として出てくる可能性があります。ある部分が欠損したり、溶けてしまって作れなかったために、他人を思いやる心ができなかったりすることにつながっていく可能性も十分あると思います。

例えば、昔は、家畜などが周りにいました。それと同じように動物といっしょに生活するのは、とてもよい経験だと思うのです。本来の家畜は、必ずしも人間の言うことを聞くわけではないですから、「馬は、なんでこういうことをしたのだろう」とか、「なんで、かみついたんだろう」とか考えますよね。なぜ動物は、と考え、想像するのが、大事な体験なのです。幼児期の体験を重要だと発言してきた斎藤公子先生の保育園は、必ず、自然や動物と子どもが触れるような形をとっていました。ヤギがいたり、鶏がいたりウサギがいたり、と。

もうひとつ、私が気になっていることは、意欲の問題です。今の教育のなかでは意欲というものが欠落しがちなのです。なぜかというと、知育を主に教育するというのが今の世界中の傾向だからです。

意欲に関する領域は、大脳新皮質よりも内側の辺縁系がメインです。それが前頭前野を中心とする皮質へと投射されている。古い哺乳類のころからだんだんと進化し、成熟してきた情動を司る脳機能なわけです。より原初的な脳機能ですから、意欲を後から育てようと思ってもむずかしくて、私は、幼児期に、適切な情動についての教育をやらなければならないのではないかと思っています。

脳というのは、今までの進化のなかの記録を全部宿しています。爬虫類のころの脳も中心にあって、そこが「生きる」ということを掌握《しょうあく》している。そうしたことを科学的なデータを集めながら、再考していきたいと思っています。特に、進化の過程が、神経回路、そして脳の機能の発達に色濃く反映されていることを、今後、保育や教育の分野でも取り入れていくことが大切だと思います。それは、「進化保育学」や「進化教育学」(Evolutionary Pedagogy)へと発展するかもしれません。

# 先制医療

井村裕夫

## 増えている慢性疾患(NCD)

二〇一一年ですけれども、国際連合が高級者会合を開きました。国連は、政治、紛争、人権、などを取り扱うところであって、健康問題を取り扱ったのは、二度目なのです。

一度目は、二〇〇一年にエイズが蔓延《まんえん》して、特にアフリカが深刻な状態になったときでした。今度は慢性の非感染性疾患(NCD、Non-communicable Disease)[*1]を対象にした高級者会合でした。

NCDには、感染症以外のほとんどの病気が入りますが、特に今、問題になっているのが、心筋梗塞《こうそく》、糖尿病、がん、肺気腫などの慢性閉塞性肺疾患です。今や、全世界のNCDによる死亡の八〇%は、途上国になってきています。

特に、インド、アラブ湾岸諸国、北アフリカなどでは糖尿病が非常に増えています。それとともに心筋梗塞も増加しているのです。こういう病気は、働き盛りの人を侵しますから、社会へのインパクトが大きいので、なんとかしないといけないということで国連は高級者会合を開いて各国に対策をうながそうとしたわけです。

日本も高齢者が増えていきますから、NCDは増え続けています。

日本の医療費は平成二三年度に三八兆円を超えていますけれども、内閣府の推計によると二〇二五年には、五三兆円ぐらいになるのではないかといわれています。介護費は現在九兆円ぐらいですが、これも二〇兆円ぐらいになります。あと一〇年ぐらいで、そういう状況になるわけで二〇二五年問題とも言われています。

これだけの医療費は、とても払うことができません。消費税を少々上げたって追いつかないわけです。これを、どうしたらいいのか、医学だけではなくて、社会全体に問われている問題ですね。

まず、やらないといけないのは、高齢者の病気をできるだけ減らしていくことです。そして高齢者が質のよい生活をして、「長生きしてよかった」と思える社会を作っていくことが大事なのですが、そのためにはまず健康だろうと思います。高齢者の健康をどう守っていくのか。ある程度の病気はみんな持っていますけれども、それでも質のよい生活、心豊かな生活ができるようにしていくことが、医学、医療の大きな課題だろうと思います。

そのためには、病気を早い時期に診断して、ひどくならないようにすることですし、さらにできるだけ病気にならないようにすることです。病気を予防するということが一番の大きな目標になります。

## 予防

アメリカでは一九三〇年頃から心筋梗塞が増えてきました。年間の心筋梗塞による死亡数が第二次世界大戦で死んだ人全体よりも多くなってきました。これは、アメリカにとって大問題だというので、いろいろな施策を実施したのですが、そのひとつとして、フラミンガムというボストンの近くの小さな町で、コホート研究をやりました。

コホートというのは、手をあげてもらって、参加してくれる人を追跡するのです。この場合は「どういう人が心筋梗塞を起こすのか」を追跡したのです。一〇年ほどすると結果が出ました。

ひとつは、「血圧の高い人」、それから、「喫煙者」、「コレステロールの高い人」、「肥満のある人」。

そういう人たちは、そうでない人たちよりも心筋梗塞が多いというのがわかってきたわけですね。それで、まず煙草をできるだけ止めなさい。それから、コレステロールが高い人は薬を、その頃はまだ良い薬がなかったのですが、食べものから脂肪を減らしなさい、血圧が高ければ早めに処置しなさいと指導したのです。

それによって心筋梗塞による死亡が減りだしたわけです。

ただ、そこでむずかしい問題が浮かんできました。

病気を起こしやすい因子を「リスク因子」と言いますが、リスク因子をひとつしか持っていない人、あるいは、ゼロの人もたくさんいます。そういう人でも心筋梗塞は頻度は低いが起こるのです。因子を全部持っていると年齢、性によって違いますが、一〇倍、あるいはそれ以上心筋梗塞が起こりやすいけれども、全部持っていても起こらない人もたくさんいます。したがって、なかなか予防のモチベーションがむずかしいのです。

例えば、ヘビースモーカーが「私の親父もヘビースモーカーだったけど、九〇歳まで生きましたよ」と言って、なかなか禁煙ができない。

今までの予防医学は「集団の予防医学」だったのです。だから、個人の特性を問わないで、ある集団に対して「あなた方は、煙草を吸ってはいけませんよ」、「太ってはいけませんよ」、「血圧が高かったら下げなさいよ」と言ってきました。

しかし、それでは、モチベーションが上がりにくいので、これからの医学はもうちょっと「個の医学」、個人の特徴に応じた医学にしていかないといけないと考えるようになってきたのです。

遺伝素因はＮＣＤのいずれにも関係していますが、まだその遺伝子は、はっきりとは特定できていません。これが、今、非常に大きな問題になっています。しかし、だんだん遺伝素因もわかってきているので、リスクの多い人がある程度わかるようになりつつあります。次の課題は、まったく元気な、異常のない時に予測診断することです。その結果、「あなたは、このまま放置したら六〇％の確率で心筋梗塞になりますよ」と言われたら、誰でも煙草を止めるでしょう。

そういうふうに今までのような集団の予防ではなくて、個の予防、個人の特徴に応じた予防を考えていくという時代が来ていると思います。特に発症前診断ができると、まったく本人が正常なのに、病気が進行していることを予測できるわけですから、その時期に治療介入すれば、病気にならないですむか、病気を遅らすことができます。

これがあとでくわしく述べる「先制医療」です。まだ、病気との「戦争」は起こっていないけれども、すでにかくれた病気があれば、それに先制攻撃をすることによって病気の進行を抑えようとすることです。

## 先制医療の現状

先制医療の対象として、いま注目されているのがアルツハイマー病です。アルツハイマー病は、日本では認知症のおよそ六〇％。アメリカは八〇％ぐらいと言われていて、認知症の一番の原因です。

これも遺伝が関係して、その遺伝子もかなりわかってきています。環境因子も関係するだろうと言われていますが、まだよくわかりません。例えば、糖尿病になると、認知症がだいたい二倍になることが知られていますから、糖尿病もひとつの危険因子です。それから身体運動の不足も大事な因子です。それと教育を受けた人のほうが、発症が遅いということもわかっているので、そういう要素もあると思います。いろいろな要素があって、まだよくわかっていないのですね。

最近、アルツハイマー病の症状の出る前に、すでに脳の中にアミロイドβというタンパク質が溜まることがわかっています。それによる神経細胞の障害が原因だろうと多くの人が考えています。

そうすると、病気になってからアミロイドβを減らしても、すでに脳の神経細胞は死んでいて、効果がないのではないかと考えられます。神経細胞は一部再生しますけれども、きわめて限定された再生しかできないのです。ですからまだ認知機能が正常な段階で診断して、早くから治療をするのはかなり有効だと期待されます。アメリカでは、まったく症状がない、しかしアミロイドβが溜まっている人に対して、すでに薬の治験を始めています。これも典型的な先制医療になります。パーキンソン病も、将来そういうふうにやっていかないといけないですね。

このように、一部の病気では、すでに先制医療的な考え方が入ってきました。

先制医療には、いろいろなレベルがあると思っています。アルツハイマー病などの発症の前に診断をして介入して病気にならないようにするのが、レベル1の先制医療です。

レベル2というのは、例えば、骨折です。寝たきりの原因の一つが骨折なのです。

骨折は、骨粗鬆症《こつそしょうしょう》という病気で起こってくるのですが、骨粗鬆症は、多かれ少なかれすべての人に起こります。女性は生理がなくなると、骨塩量が急速に減ります。軽い場合は、何の異常もないわけです。そうすると本人にはわかりません。そして、ある日突然ひっくり返って骨折して動けなくなるのです。そのために骨をできるだけ丈夫にしておく。適当な運動をするとか、食べ物に気をつけるとか、薬をのむとか、いろいろな方法があります。

動脈硬化は、一〇代から始まるのですが、その年代では非常に軽くて、診断はできません。朝鮮戦争で、たくさんアメリカの若い兵隊が死にました。遺体を母国に送らないといけないので、日本で解剖をしてから送り返しました。その時に心臓を調べたら、二〇代の兵隊なのに、すでに冠動脈に初期の硬化性病変がある人がいて、専門家は非常に大きなショックを受けました。

おそらく日本人は冠動脈の病変は軽いと思います。大部分の人は、そういう病変があっても、そんなに進行しないで終わってしまうのです。

レベル1の先制医療では、脂質異常症があれば、それを治療するとか、血圧が高かったら介入します。レベル2では、心筋梗塞が起こりやすいと診断することができれば、今だと抗凝固剤を飲んでもらうとか、ステントを入れるとか、いろいろな治療があるわけですね。そういう意味でレベル2をどうやって見つけていくのかが大きな課題です。

現在は、CT（コンピューター断層撮影）とかMRI（磁気共鳴断層撮影法）を撮れば、冠動脈病変がかなりわかります。しかし、すべての人にそれをやることはできませんから、やはり血液の検査などでリスクのある人を見つけていくべきと考えています。

こういう予防は個人の問題でもありますが、社会的コンセンサスをどうやって作っていくかというのが、超高齢社会の大きな課題になるわけです。

みんな「俺は、好きなようにやりたい」、「煙草も吸いたいし、酒も飲みたい」と言うと思いますが、今なら、それで病気になっても健康保険があって診てくれる。あるいは、動けなくなったら介護があって、なんとか生きられるだろうと、みんな甘えているところがあるわけです。しかし、これからは、それが段々できなくなってきます。

自分のことは、できるだけ自分でできるようにしていかないといけないという時代が、もう目の前に来ているわけです。

これからの医学は、個人の特徴に応じて、「あなたは血管の病気になりやすいですよ」とか「あなたは、糖尿病になりやすいですよ」とか予測して、早めに対処していくことができるようになると考えられます。

## 胎生期の問題

最近大きな問題になっていることなのですが、「お腹の中にいる時に、すでに中年以降の病気がある程度決まる」という考え方が出てきているのです。

第二次世界大戦の終わりに、連合国軍がノルマンディーに上陸して、オランダの一部を解放しました。そこで作戦に失敗したのです。ライン川に架かる橋を確保しようとしたのですが、うまくいきませんでした。

しかも、ものすごく厳しい冬が来ました。亡命オランダ政府は、オランダの労働者にストライキを呼び掛けて「ナチスの物を運ぶな」と指示したのです。ナチスは、その報復に食糧の供給を遮断しました。オランダ東部は農業地帯で、たくさん食糧があって、戦争があってもそんなに困っていなかった。ところが、西のほうのアムステルダムとかハーグなどの都市には食糧が運べない状態になって、きわめて厳しい飢えがきました。一日、平均六〇〇キロカロリーぐらいしか食べられなくなって、かなりの人が餓死したと考えられています。

戦争が終わって、すぐにアメリカとイギリスの医療チームが救護に行ったのです。その時に、アメリカの学者が飢餓《きが》の時に生まれた子どもの体重を調べたところ、平均して二〇〇グラム小さかった。そこで、その子どもたちを追跡するようアドバイスしました。オランダの医学者は、その後、その子どもたちを追っかけていて、今もまだ観察を続けています。

そして、わかったことは統合失調症、それから統合失調症圏パーソナリティ障害が多かった。また、心筋梗塞、糖尿病、高血圧など多くのNCDが多く起きていることがわかってきたのです。

もうひとつは、イギリスの事例です。第二次世界大戦後、どちらかと言えば貧しい西部とか北部で心筋梗塞がより顕著に増えたのです。どうしてだろうかということでイギリスの学者が調べました。ハートフォードシャーという郡があって、そこの郡では一九一一年から、生まれた時と一歳の体重の記録を助産婦が全部残していたのです。それと病気の関係を調べたら、低体重で生まれた子どもにメタボリックシンドロームも心筋梗塞も多いことがわかってきました。そういうことがあちこちで追試されて、こういう病気には、遺伝素因も絡むけれども、胎生期の状況が悪いと、後でそういう病気になる率が高いということがわかってきました。

人間は遺伝である程度決まるけれども、それだけでなくて、環境因子が大事なのですね。その環境因子は、胎生期からもう働いているのです。

## ライフコース・ヘルスケア

今までのヘルスケア、健康管理というのは、だいたい四〇歳ぐらいから始めています。四〇過ぎると「生活習慣病(成人病)検診、受けなさい」という通知がくるでしょう。でも、それでは遅いのです。本当は、妊娠の瞬間から、あるいはその前から気をつけていかないといけません。

これからの健康管理は、母親のお腹の中にいる時から始めるべきです。小児期にはどういう注意が必要なのか。青年期にはどういう注意が必要なのか。それから、大人になって、特に四〇歳以降になると、どういう注意が必要なのか。そういうふうにヘルスケアを、終生で見ていかないと、最終的によい結果が得られないだろうと考えられるのです。

例えば、糖尿病は、今までだいたい五〇%から八〇%は、遺伝だと言われていたのです。ところが、遺伝子を調べても遺伝率の一〇〜二〇%ぐらいしかわからない。それで、胎生期の環境も影響しているのではないかと注目されるようになりました。

また小児期に、太りすぎるといけません。かつて日本では「小さく産んで大きく育てるのがよいんだ」と言っていたけれども、これはまったく逆なのです。それは、非常に悪い考えだと変わってきています。

一方、産まれてきた赤ちゃんが大きすぎるのは、ひとつには、お母さんが肥満している場合と、もうひとつはお母さんに軽い糖尿病がある場合が多いのです。昔からラージベビーが生まれたら必ず母親に糖尿病があるかないか調べなさいと言われてきたものです。では、栄養制限して小さく産んだらよいかというと、それもよくない。小さく産んだら後の障害を増やす可能性があります。

動物実験をしますと、母親の胎内にいる時に食べ物を貧しくしておいて、あとで自由に食べさせる、特に、後で高脂肪を食べさせると、肥満して糖尿病になるのです。

従来、後天的に獲得したものは遺伝しないと言われてきたのですが、一部は次の世代から三代ぐらいまで遺伝するのではないかと考えられています。それはエピジェネティクス(epi-genetics)[*2]という考え方に基づくものです。

人間は二万個ちょっとの遺伝子を持っています。ところが、すべての細胞でそれが全部働いているわけではなくて、一つひとつの細胞では発現を調節して、五〇〇〇〜六〇〇〇個ぐらいしか働いていないのです。だから初めの胚細胞から皮膚の細胞ができたり、神経の細胞ができたりするわけです。それを、エピジェネティックな変化と言い、ある遺伝子の発現を抑えている状態です。そうやって、それぞれの細胞の特色を作っています。それが胎生期に決まるのです。だから、胎生期の栄養が悪いとそこに変化が出ると考えられています。

そのエピジェネティックな変化は精子、卵子にもあるのです。今までは受精すると、全部白紙になると考えていたのですが、そうではなくて完全には白紙にならずに一部は残る。それが次の世代に残っていくわけです。

だから、後天的な因子も短い期間で見れば遺伝する可能性があります。どこまでそういうことがありうるのか。そのあたりは、まだ未解明ですけれども、すでに述べたように胎生期、あるいは生まれて間もない時期は、非常に大事なのです。

進化生物学では、ライフヒストリー(生活史)という考え方があります。ライフヒストリーは、

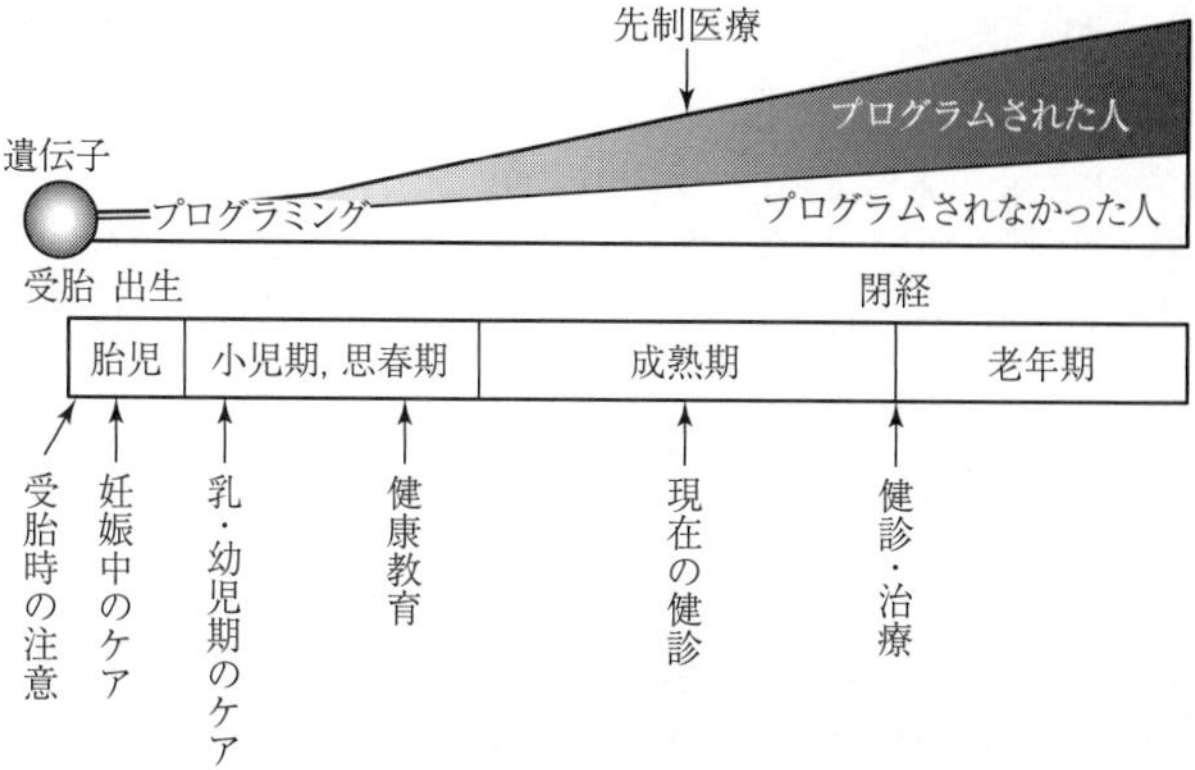


**図 1　ライフコース・ヘルスケアと先制医療**

これからのヘルスケアは，胎生期から実施することが求められる．それは人生の早い時期にプログラミングが起こると考えられるからである．そして NCD は長い経過の後に発症するが，遺伝素因，早期の環境，そして検査によって，将来は発症前に診断が可能となると考えられる．この時期，すなわち発症前に介入するのが先制医療である．

成長期が何年ぐらいか、最初の生殖の始まる時期が何歳ぐらいからか、生殖が終わる時期が何歳ぐらいか、生物はみんなそれぞれ決まっているのです。できるだけ多くの子孫を残すように生活史が進化してきたわけです。

私はライフコース・ヘルスケアという言葉を、ライフヒストリーから考えついたのです。人間は、胎生期が一〇ヵ月、生まれてから二〇年が成長期、二〇年から子どもを作り出して、子育てをする。そのあとは、例えば孫育てになる。そういうふうに進化してきたとするならば、病気の原因も、それぞれの時期にあるのかもしれません。

ライフコース・ヘルスケアというのは、

ライフヒストリーに則ってヘルスケアをしていくことです（前ページ図1）。それぞれの時期で大事なことを見定めて、対応していかなくてはならないのではないかというのが私の提案です。

## より能動的な医療を

「先制医療」という言葉を、私が初めて使ったのは三年ほど前です。その前に「未病の医療」という言葉を使って講演したことがありました。ところが、未病というのは漢方の言葉なのですね。漢方では、病気があっても本人が知らなければ未病なのです。

アメリカでプリエンプティヴ・メディシンという言葉を使っている人がいて、それは意味としては先制攻撃です。その言葉のほうがより正確でいいと思って、「先制医療」という言葉を考え出しました。

はっきりと病気が発症する前に一定の確度で予測して、発症する前に介入する。生活習慣を変えるとか、介入治療をする。先制医療が可能になった背景には、遺伝子研究の進歩がある、それによって生まれてきた概念です。特に発症前診断が一定の程度できるようになってきたのが大きいですね。

先制医療が従来の予防とどう違うか、もう少し説明します。予防にも図2に示すように、生活習慣を変えるなどして発症しないようにする一次予防と、早期に診断して治療することにより進行を防ぐ二次予防があります。生活習慣病検診などは、この二次予防をめざしたものですね。

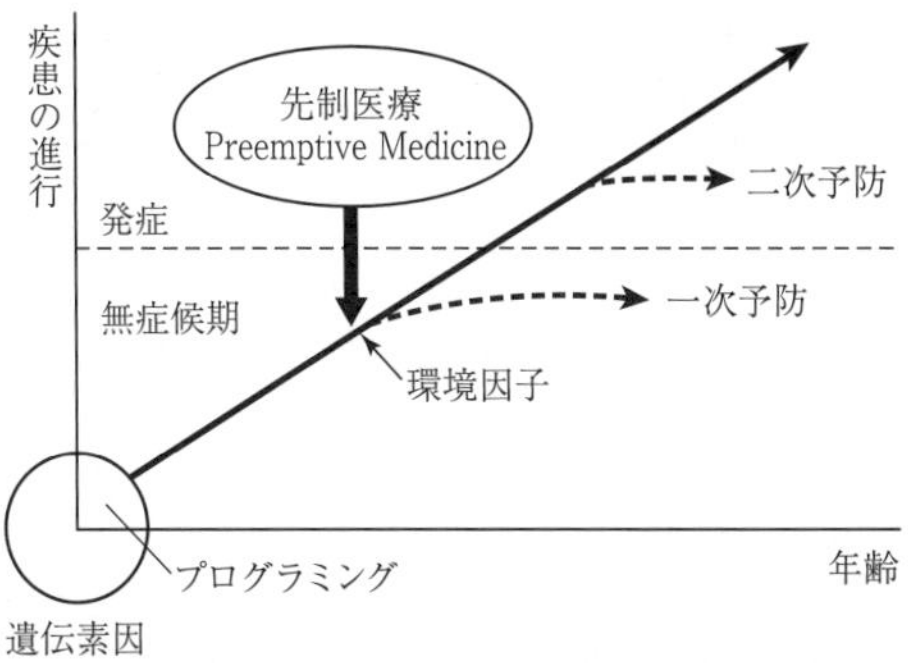


**図２　非感染性疾患（NCD）の経過と先制医療**
一般にNCDは長い経過の後に発病するが，発症前に予防するのが一次予防である．先制医療も発症前の予防をめざしているが，遺伝情報に基づく個の医療であることと発症前にバイオマーカーで予測をする点が異なっている．

予防はすべての人を対象にしたもの、いわば集団の予防医学です。これに対して先制医療は個の予防医学です。個人の遺伝的な特徴や、過去の環境などに配慮して、ハイリスク群を選びます。そして発症までに検査によって予測して治療する、それによって予防を達成することを目標にしています。いろいろな病気が対象になります。

糖尿病などは血糖値が少し上がらないと、今は診断できませんが、上がる前に診断できないか研究が進んでいます。骨粗鬆症については、骨塩量（主にカルシウム量）を測ると原因の三分の二ぐらいは、診断できるのですが、残りの三分の一は骨の質に関わるものでまだ完全にはわからないのです。しかしいろいろな検査所見によって、ハイリスク群の診断が可能になってきています。骨折予防のためのよい薬が出てきているので、後は、いかに知識を普及させて骨折を予防するかです。

今までの医療に関係した人たちは受け身なのです。「病気になったら、いらっしゃい」と言って待っている。しかし、それでは先制医療はできません。もっと能動的な姿勢が、今、医療に求められているのです。病気は、「治すもの」だったのが、病気は、「ならないようにするもの」だという方向にいかなくてはいけないのです。

医者は今のように診療所や病院でみなさんが病気になるのを待っているのではなくて、これからはコミュニティに入っていって、みんなといっしょに健康を守っていくことが必要になってきます。そういうシステムをどうやって作っていくのか。医療に関係するものだけでなくて、これは、社会全体の問題です。

注

1　NCDは慢性の非感染性疾患の総称で、政策的に国連やWHO(世界保健機関)によって提唱されたものである。日本で用いられている生活習慣病はその中に含まれるが、NCDには生活習慣が関与しているか否か不明のものもあり、より広い概念であると言える。

2　遺伝子そのものには変化はないが、その遺伝子の使い方が変わることを、エピジェネティックな変化と言う。その変化は通常終生続くと考えられているが、変化する場合もある可能性が考えられている。がんの発生には遺伝子の変化が重視されてきたが、エピジェネティックな変化で起こる場合があることも知られるようになってきている。

# トランスレーション医学とは何か

成宮 周

**なるみや・しゅう**　1949 年生まれ．1979 年京都大学大学院医学研究科博士課程修了(医学博士)．京都大学助教授，同大学教授，同大学大学院医学研究科教授などを経て，現在，京都大学名誉教授，京都大学医学研究科特任教授，同メディカルイノベーションセンター長，京都大学次世代免疫制御を目指す創薬医学融合拠点執行責任者．

「トランスレーション医学」とは、簡単に言えば、医学研究で得られた知見を創薬や治療に結びつけることです。医学と創薬や医療機器開発との橋渡しをして、新しい治療や診断法を効率よく生み出して社会に貢献する。そんな位置づけですね。私は薬理学という薬を扱う学問を専門にしていますので、以下では私がかかわっている創薬についてトランスレーション医学とは何かをお話しします。

## 医学の現状

まず、「医学とは何か」ということです。医学というのは、人間の健康と病気に関わる事柄を研究する学問です。図1に私が考える医学の現状を示しました。医学は、例えば、結核菌を発見したコッホ(一八四三〜一九一〇年)の時代は一体だったのですが、以降は基礎医学と臨床医学にわかれて発展し、今日に至っています。基礎医学は、生体の仕組みと働き、構造と機能を研究する分野で、臨床医学は患者さんを対象に病気を研究する分野です。医学も人間の営みですから社会の中にあります。現状では、基礎医学は一方で基礎生物学と重なり、他方で臨床医学と重なっています。後者の重なった部分を、トランスレーション医学と呼んでよいのかもしれません。

後でいいますように、臨床医学と基礎医学はすごいスピードで一体化しつつあります。集団医学とは、疫学などの社会の総体としての人間の健康と福祉を取り扱う分野と考えています。その他に、個々の生物学事象がどのように合わさって個体での活動を発現するのかを研究するシステムズ生物学や、生物で見つけられた事象を人工物で置き換えて再現する合成生物学という新しい科学も医学と重なり合って発展しています。もちろん、これまで同様、理工学とはお互いに影響を及ぼし合っており、ここでは先端のイメージング技術の開発や脳の活動を機械につなぐブレイン・マシン・インターフェースなど新しい領域が発展しつつあります。さらに、医学は、ヒトの生物学として、人文科学全体にも影響を及ぼしていると思います。

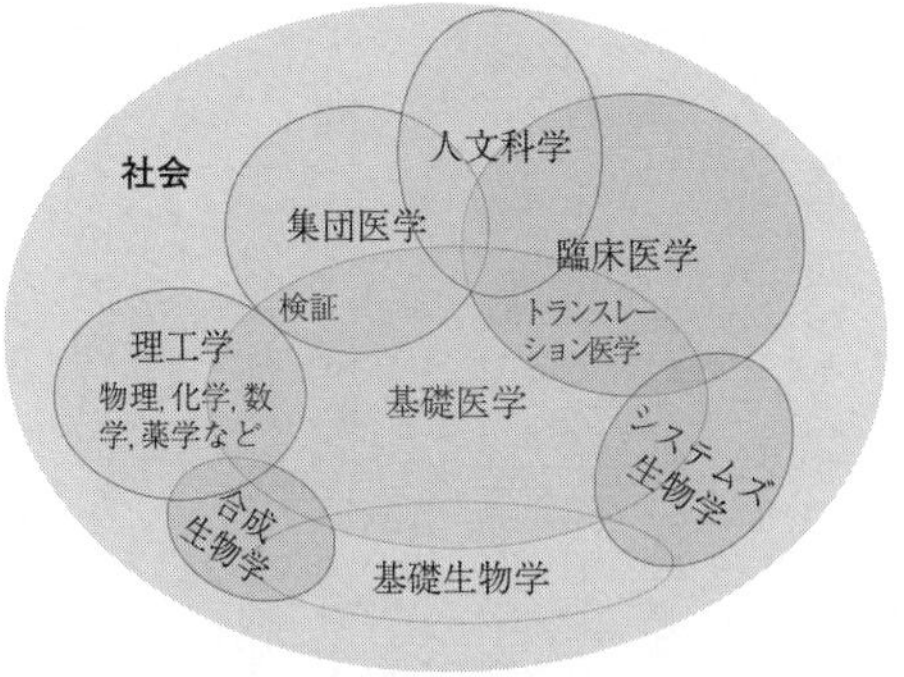


図１　医学の現状

研究というのは、好奇心からやるもので、医学研究者の最終的な好奇心は、基礎でも臨床でも、「病気の原因は何だろうか」、「病気にともなう症状は、どうして起こるのだろうか」ということにあります。しかし、真正面からそんなこと言ってもこうした疑問はすぐには解けないので、まずは生体の構造と機能を研究するというのが基礎医学の立場です。これは、最終的には人間の身体の解明が目標ですけれども、もっと小さな生物、酵母とか、蠅《はえ》、線虫《せんちゅう》、哺乳《ほにゅう》類のマウス、ラット、霊長類のサルなどを、生体としては一緒ですので、モデル生物として研究します。この意味で、基礎医学は最先端で基礎生物学と融合しているのですね。

これらを用いての生体で働く基本的なメカニズムの解明が、基礎医学の一番最初にあります。そこで見いだされる発見は必ずしも、すぐに病気に関係するものには結びつかないものですが、これらが病気でどう働いているか解明することで、病気のメカニズム解明のヒントとなります。また、後で述べるように、ゲノム解析で出てきた結果の解釈に役立ちます。

では、臨床医学の現状はどうでしょうか？　臨床医学は患者さんを対象に病気を研究すると述べましたが、この分野は、長い間科学的に研究する(サイエンスする)ことが困難でした。医学もサイエンスの一部ですが、サイエンスは、いくつかの実験を行って、ある条件下で実験した時に、必ずそこに再現して働くものを見つけるというものなのです。基礎科学はこれができますが、ヒトで実験はできません。ですので、臨床医学は長い間、観察をもとにした記述的な学問でした。

ところが、今は、病気そのものを対象にサイエンスすることができる時代になっています。それは、ある病気の患者さんを対象にして、ゲノムや遺伝子発現を調べたり、タンパク質や代謝物を調べたり、薬に対する反応を調べたりすることが発展してきたからです。

ここで、注意が必要なのは、ヒトは個々の人で遺伝背景が異なっており、ある病気の患者集団といっても、遺伝子の総体としてのゲノムの塩基配列が少しずつ異なるヘテロな人たちの集まりということです。反対に、基礎医学で扱うモデル動物は純系といって遺伝背景の同じ個体の集まりです。必然的に臨床の研究は、ヘテロな集団から出てきた大量のデータを統計的に取り扱ってなんらかの結論を導きだすということになります。すなわち、基礎医学が仮説を実験で検証する仮説主導の研究であるのに対し、臨床医学はデータ主導の研究になります。よく、日本の医学は、基礎医学に比べて臨床医学が弱いと言われますが、この原因は、明治以来、日本医学が仮説検証型の実験研究を主に発展してきたことにあると思われます。

先ほど、基礎医学と臨床医学は急速に一体化しつつあると申しましたが、それは、このような患者さんのデータ解析から出てきた結果の解釈には、個々の分子がどう働くかという基礎医学の知見が不可欠です。他方、臨床で出てきた結果が機能の未知な遺伝子や分子の場合、その意味を明らかにするのは基礎医学の役割です。例えば、私たちの遺伝子は同じ遺伝子でも、ところどころで塩基が異なっており、これは一塩基多様性(single nucleotide polymorphism, SNP)といわれていますが、最近は全ゲノムの関連解析(genome-wide association study, GWAS)といってある病気を対象に患者さんが、どのようなSNPを持つかをゲノム全体で検索し、病気との関連性を明らかにするという研究が行われています。

多くの場合、個々のSNPは病気の発症に限られた寄与しかしていませんが、見いだされたSNP群を総体として眺めると、どのような機能を持った遺伝子群が、その病気に働いているかが推測されます。このような解釈ができるのも、基礎医学の知見の集積があってのことです。また、GWASでこれまでで想定されていなかった遺伝子の重要性が示唆《しさ》されることもあります。そうなると、この新しい発見が、これまで基礎的な研究から発見された生体の仕組みにどう関係しているのかどうか、もしそれが生体に影響を与えているとしたら、どう働いているのかということを研究しなければならないのです。これもトランスレーションですね。

このように、現代の医学では、基礎医学と臨床医学の間をシャトルする研究が行われつつあり、このようなシャトル研究で病気のメカニズムが解明されつつあります。ただ、現時点では、試験管やモデル動物での実験と臨床での病気とは、いまだに大きな距離があり、そこをどう埋めるかにトランスレーションのむずかしさがあります。

一方、ヒトの生物学として医学が発展してきて、私たち人間の行動の生物学的な基盤が明らかになりつつあると感じています。私は、現代に生きる人たちは教養として、生物学が必須だと思うのです。文科系に行こうが何しようが、人間というのは生物であるということがすべての大前提です。その生物を作っている原理を知って社会を考えることが必要だと思いますね。「人間とは何か」という時に、「脳ってどう働くんだろうか」とか「心って何だろうか」とか考えるでしょう。その心の基盤である神経学的な基礎を知ったうえで、人間が構成する社会や社会規範を考える時代に来ているのではないでしょうか。

## 薬というもの――その歴史と現状

そもそも薬というのは、多くは植物の成分の経験的使用で出発したものです。だから薬という字は草冠に楽と書くでしょう。私が学生時代、四〇年ぐらい前でしょうか。その時代にすでに今の七〇％ぐらいの薬はあったと思います。それらはほとんどが、このような経験的に使用した植物からの抽出成分とそれに由来する合成化合物で成り立っていました。しかし、薬について書かれた当時の教科書には、それらの薬がどのような生体内分子に働いて、その結果どういう作用を起こすから薬として働くのかということは、ほとんど記載がなかったですね。ところが、今の薬理学の教科書には、記載されている薬のほとんどで作用メカニズムの記述があります。

例えば、アスピリンという薬があります。このもとになったのはサリチル酸ですが、これが同定される前に、一〇〇〇年も二〇〇〇年もの間、これを含むヤナギの樹皮は解熱や鎮痛作用があることで使われてきたのです。その成分のサリチル酸が抽出されたのは一九世紀に入ってからです。それが改良されてアセチルサリチル酸(薬の名前がアスピリン)が合成され、世界中に広まったのです。しかし、なぜ鎮痛や解熱作用があるのかわからないまま使われてきました。薬にはそういうものが多かったのです。イギリスのジョン・ヴェインがアスピリンは、プロスタグランジンの生合成を抑えて鎮痛効果や解熱、抗炎症作用を起こすことを明らかにしたのが一九七一年です。その後、私たちの研究でプロスタグランジンの受容体が明らかにされ、プロスタグランジンが発熱を起こすメカニズムや痛みを促進するメカニズムが解明されました。アスピリンという薬が化学合成され使われだしてからでも、ほぼ一〇〇年も経って、やっとこの薬物がどうして効くのかがわかったのです。

もう少し、今使用されている薬について解説すれば、薬には生体内の一般的な仕組みに働く薬と個々の病気の特異的なメカニズムに働く薬があります。

今、使われている薬の多くは、生体の一般的な仕組みに対して働くものです。例えば、高血圧の薬は何種類かありますが、現在使用されている主要なものは二つです。ひとつはアンジオテンシンという生体内分子の産生を抑えたり、作用を抑えたりするものです。アンジオテンシンは血管を収縮させるので、これに対する薬は、昇圧物質に対する阻害薬ということになります。もうひとつは、カルシウムが血管に取り込まれると血管は収縮しますが、このカルシウムの取り込みを抑制する薬です。カルシウムによる平滑筋《へいかつきん》収縮は、生体で働く一般的な原理ですので、これらは一般的な仕組みに働く薬というものになります。

また、コレステロールに効く薬。これは日本で発見された薬で、スタチンというのですが、コレステロールの生合成を止める薬です。コレステロール生合成そのものは、生体の一般的な働きですが、血中のコレステロール値が高くなると動脈硬化などの血管病が起こります。スタチンは、コレステロール生合成を阻害して、動脈硬化を抑制するので、病気の原因に対する薬といえます。一九六〇年ぐらいまでの薬は、体験的に作られ、その後で、作用メカニズムがわかってきました。次に人体の仕組みがある程度明らかにされてきて、それに対して薬を作って、実際に臨床薬として使えるようになったのです。

この過程で一つの変革がありました。それは抗体医薬で代表される生物医薬の登場です。薬のそもそもの出発が植物由来の化合物であったことから、薬の候補になる化合物は天然界に存在する化合物とそれを化学的に改変した化合物から成り立っていました。

薬は生体分子(多くの場合、タンパク質)の特異的な場所に結合して作用を発揮しますが、この場所に対応した薬物側の構造をファーマコフォアと言います。当初は、これら化合物のファーマコフォアは生体分子のすべてをカバーできるものと考えられていたのですが、そうでないことが明らかになりました。それは、タンパク質とタンパク質の相互作用で作用が起こるような場合で、例としては、免疫系で働くさまざまなサイトカイン(微量生理活性タンパク質)とその受容体があげられます。そこで開発されたのが、サイトカインを結合してトラップ(捕捉)するような抗体や遺伝子組み換えの可溶化受容体などです。例えば、TNFαというサイトカインに対する生物医薬は関節リウマチなどの免疫炎症の病気に使われ、その治療に変革をもたらしました。

このように、生体の仕組みを対象にして薬がある程度開発されてきたのですが、それはそれで問題もありました。対象となる仕組みが病気だけで働いていればよいのですが、そのようなモノは少ないので、どうしても何らかの副作用がでる薬も多いのです。

また、大きな生体の仕組みは発見されてしまって、その後、見いだされたものは、そのものの作用は見いだされても、どういった病気のどういう状況で働いているかわからないものが多くなりました。よく製薬会社の人が、現在の薬づくりの状況を樹の高い所にあるリンゴには手が届かないという図を出します。つまり今までのやり方で獲るべきものは獲り尽くし、残ったものは、高い所のリンゴのようにどう利用したら薬が作れるのかわからないということです。このようなことから、現在の薬づくりは、それぞれの個々の病気の過程で働いているものを特定して、病気の特異的なメカニズムに対するものを作ろうということになって今に至っているわけです。

### 製薬会社の課題とオープンイノベーション

二〇一〇年問題とかパテント・クリフという言葉を、どこかで見たことがあるかと思います。これは、国の内外を問わず製薬会社の経営を支えてきた大型医薬品の特許が二〇一〇年ころから次々に失効し始めるのにもかかわらず、その後継品がない状況で、製薬会社の窮状を表現したものです。では、いったいどうしてこのような状況になったのでしょう。

前に述べたように、薬はそもそも作用から見つかったもので、それがどのような生体分子に働くかはあとからわかったものでした。古くは、平滑筋などの組織や器官を使ったり、ある場合には動物の個体を使ったりして、期待する薬理活性を持つ化合物を同定し、それを発展させて薬としてきました。薬理学はもともと活性を持った薬物を調べて、標的を含む作用メカニズムを解析するものでした。

標的は不明のまま、ある生理活性を持つ化合物を見いだすやり方を表現型スクリーニングと言います。ある時点から標的となる分子を同定して、その活性を阻害したり、模倣したりする化合物を探索する標的ベースの薬物探索が成立しました。これを加速したのが分子生物学の発展で、私たちの体に対する知識を加速度的に増加させたと同時に、体の中で同定された生体分子を培養皿中の細胞で発現させ、薬物スクリーニングに用いることができるようになりました。

一九九〇年ぐらいから、遺伝子から出発してスクリーニングして薬物を作るという方向が主になりました。これを、逆(リバース)薬理学と言います。二一世紀初頭でのヒトゲノムの全塩基配列決定は、さらにこの動きを助長し、製薬会社はいっせいにそっちに動きました。ここに、遺伝子から出発し、先ほど述べたファーマコフォアをもっている化合物を大量にスクリーニングし、でてきたものを合成化学を用いてリファイン(最適化)していくという手法ができ上がりました。

製薬会社は、ファーマコフォアとして一社あたり大体一〇〇万個の化合物を持っています。その多くは合成化合物ですが、なかにはカビや海洋産物由来の天然化合物も含まれています。例えば、タクロリムスという有名な免疫抑制薬がありますが、それは筑波山の土壌細菌から見つかったものです。

これらの活性を一個、一個、見ていくのですが、なにぶん、一〇〇万個という膨大な数ですので、これを効率よく行うためにHigh Throughput Screening（ＨＴＳ）という方法が開発されました。これは高度にリファインされた製薬技術で、実際に狙った標的に対して働く薬物を効率よく作ることができます。製薬会社は、これで続々と臨床薬が作れるものと考えていたのです。

しかしそうはならなかったのです。その状況を表１に示します。この表は、武田薬品工業株式会社、アステラス製薬株式会社、第一三共株式会社、エーザイ株式会社という日本の大手製薬会社四社の開発医薬で二〇〇七年度から二〇一二年度上半期までの間に臨床治験までいきながら中止になったものをまとめたものです。四社でほぼ一〇〇の医薬品候補が開発中止になっているのがわかります。また、その理由は副作用で中止になったものはほとんどなく、大半が期待した薬効がでなかったか、費用対効果が合わないというものです。このことは、製薬会社は対象とした標的に対して安全に働く薬物を生み出す高い技術を持っているが、これらの臨床効果予測が大きく外れていることを示唆しています。

　すなわち、リバース薬理学では、ゲノム上の分子に対する薬は作れても、それだけではその薬をどのような病気に使ったらよいかが不明確なのです。実際の病気で働いているという臨床の裏付けが必要なのですね。

製薬会社４社で開発中止になった薬物

| 件数(理由別) | | | | |
|---|---|---|---|---|
| 重篤な副作用 | 効果なし | 経済的理由 | その他 | 総計 |
| 2 | 15 | 13 | 5 | 35 |
| 1 | 20 | 14 | 6 | 41 |
| 0 | 8 | 5 | 3 | 16 |
| 0 | 1 | 0 | 6 | 7 |
| 3 | 44 | 32 | 20 | 99 |

が調べたもの.

　ゲノム創薬がうまくいかない一つの理由は、一つひとつの遺伝子が、個々の病気でどう働いているのかわからないからです。病気というのは一つの遺伝子の働きの違いで起こることは稀《まれ》で、多くの病気は人間というシステムの異常として考えなくてはいけないし、システムと環境の関わりで起こります。だから病気のメカニズムを解明するのはむずかしいのです。

　多くの病気はゲノム情報だけでは解けません。ゲノム情報はヒントになって、これをもとに研究をさらに展開する必要がありますし、ヒトの病気での働きの証拠をと

表1　2007年度から2012年度上半期までの間に，日本の
の数とその理由

| 企業名 | 件数(年度別) | | | | | | |
|---|---|---|---|---|---|---|---|
| | 2007 | 2008 | 2009 | 2010 | 2011 | 2012上半期まで | 合計 |
| アステラス | 3 | 6 | 4 | 9 | 6 | 7 | 35 |
| 武田 | 5 | 6 | 8 | 7 | 8 | 7 | 41 |
| 第一三共 | 5 | 1 | 2 | 1 | 3 | 4 | 16 |
| エーザイ | 0 | 0 | 0 | 1 | 5 | 1 | 7 |
| 小計 | 13 | 13 | 14 | 18 | 22 | 19 | 99 |

出典：各社の発表を京都大学大学院知的財産経営学コース，寺西豊

らなくてはなりません。

ゲノム情報だけではなかなか病気の原因は理解できないと言いましたが、例外があります。それは遺伝子の変化がもとで細胞で起こっている病気で、典型的なのはがんです。がんはゲノム変異がもとで、細胞の増殖や接着／運動などに異常を起こす細胞の病気です。同じ患者さんの中でも、がん細胞だけで遺伝変異が起こっているので解析ができますし、その変異を持った患者さんを特定できるので、薬物開発がやりやすいのです。この理由から、多くの製薬会社が、今、がんの薬を一生懸命に開発しようと研究しています。

がんの薬で特定のがんで起こっている変異分子を対象に開発された薬を、分子標的薬といいます。薬はすべて分子を標的としているので、がんの薬だけ分子標的薬というのもおかしいですが、これはがんが遺伝子変異で起

こされる病気で、その原因となる分子に対する薬という意味と、がんを引き起こす遺伝子変異は胃がんや肺がんという同じ種類のがんのなかでもヘテロで、個々に集団を形成しており、その中の特異的な変異分子に対する薬という意味が込められているものと思います。例えば、イレッサという肺腺がんの薬がありますが、これはこのがんの患者さんのなかでもEGF受容体という分子に変異のある集団には著効《ちょこう》を奏しますが、その他の患者さんでは重篤《じゅうとく》な副作用を呈することから、変異EGF受容体を持つ患者さんに限って使用が認められています。現在、がん・ゲノム・アトラス研究のネットワークなど国際的なコンソーシアムで、ゲノムをはじめとする統合的オミックス解析（ゲノム解析だけでなく遺伝子発現解析やタンパク発現解析、代謝物解析など多種多様の手法を総合して解析する手段）でさまざまな種類のがんの分子プロフィールが調べられ、それをもとに分子分類が提唱されています。すべてのがんについて分子カタログができ上がるのも夢ではありませんね。

先ほど、イレッサという薬がある分子の変異で効く集団と効かない集団にわけられるという話をしましたが、一般にある薬物について感受性を示す集団と示さない集団とにわけることを層別化といいます。層別化は患者さんの側からも医療経済上からも、効果のない薬の服用を避けて無駄を省くというベネフィットがありますし、また、製薬会社の利点もあります。それは臨床治験の費用と期間の縮減です。

薬物開発にはお金がかかりますが、一番お金がかかるのは第Ⅱ相以降の臨床治験と言われています。現在、だいたい一薬剤について一〇〇〇億円程度が必要だと言われています。それは、大規模な集団で比較試験をして薬物投与群と対照群で治療効果の差を統計的に検定しなくてはいけないからです。仮に対象集団に当該薬物に非感受性の亜集団がいれば、有意差を出すためにより多数の患者さんが要ることになりますし、反対に、感受性のある患者さんだけを対象に試験を実施できれば、より少数の患者さんで効果もより鮮明にでて、試験期間も短くでき、治験費用の軽減もできることになります。

以上のことから製薬企業の課題がおわかりいただけたと思います。

一つは開発の初期段階から開発候補品の臨床有用性の裏付けです。それには臨床情報や臨床材料へのアクセスが欠かせません。層別化にしてもそうですね。患者さんの血液中のどういうマーカーを用いたら層別できるかは動物実験ではわかりません。

さらに、標的スクリーニングから出発する現今の製薬会社のストラテジーの大きな欠点は、ほとんどの会社が同じ情報から出発していることです。そのため、ある時点でふたを開けてみると、同じ種類の薬物を多数の会社が同時に上市《じょうし》するという事態も起こります。これは、公開情報による標的同定、HTS、化合物最適化というやり方に特化したため、自前の生物学で開発ができないためです。そのため、独自のサイエンスから薬物開発を行ったり、独自の技術開発を行ったりしているベンチャー企業を高額で買収するということが起こります。いわば、製薬会社の商社化です。つまり、創薬のために臨床情報/材料へのアクセスや独自の標的探索のための生物学が必要な現在、製薬会社は自前だけで薬物開発ができなくなっています。それを補完するために、製薬会社は、大学などの公的研究機関との連携を図ったりベンチャー企業の買収をしたりして外部のリソースをとりいれて創薬するというオープンイノベーションに踏み出してきました。

## トランスレーション医学——創薬で大学の果たす役割

私は、大学医学部のミッションには三つあると思っています。

ひとつは、人、医師と医学研究者を育成することです。

二番目は、研究し新しい知を創造すること。

三番目は、結果を医療に結びつけるイノベーションです。

創薬は第三のミッションに入りますが、その基本はやはり人体と病気について研究を行い、新しい知の創造を継続して行うことだと思います。新しい知なくしてイノベーションもないと思います。日本でも、関節リウマチで著効を示す、岸本忠三先生のIL－6受容体に対するモノクロナル抗体トシリズマブや、各種のがんで著効を示す本庶佑先生の抗PD－1抗体は、それぞれの優れた基礎研究から出てきた大きな成果です。

さらに、医学の現状について最初にお話ししましたが、現今の医学はまさに病気を対象にしたサイエンスが展開されつつあり、そこで出てきた知は大いに薬物の創造に寄与すると思います。しかし、前にも述べた通り、それは創薬へのヒントであって製薬会社のシーズ(創薬の芽)とは距離があります。先ほど述べたように、標的ベースの創薬戦略に特化した企業では、創薬が作業化しており、医学研究の成果から薬物標的を抽出するという余裕はなかなかありません。そこにトランスレーションの必要があります。さらに、製薬会社の創薬活動からは、対象とする標的、出てきた薬物の臨床有用性の裏付けの必要性があります。いわば、逆方向のトランスレーションですね。

私は、このような問題点を解決し、医学のミッションを完遂《かんすい》するには、製薬会社と連携して医学部が体系的な協働を行う必要があると考えました。このことで、医学研究者は新しい学問的な刺激を受けて成長すると思いますし、また薬を必要としている患者さんへの思いを、自分

| 輸入比率 C/(A−B+C) |
|---|
| 0.157 |
| 0.178 |
| 0.185 |
| 0.199 |
| 0.213 |
| 0.224 |
| 0.242 |
| 0.259 |
| 0.270 |
| 0.291 |

の研究課題として受け止めることができます。医学部に入ってきた学生はみな人の助けになりたい、貢献したいと思っています。ですから、自分たちの研究が実用的な創薬に向かうことは、本来の目的でもあります。これは医学研究科に在籍する医師と医学研究者の意欲の向上につながりますので、大学にとっても大きな意味があります。大学においても医師は薬のユーザーであったのですが、今度は薬の作り手になるのです。

創薬開発が、基礎医学をはじめ臨床医学、製薬化学などの多方面における学問領域の融合が必要な分野であることはもうすでにわかっています。アメリカでは、すでにグローバル製薬企業と有力な医学系大学との組織的産学連携が活発に行われていますし、先に述べたベンチャーによる創薬も活発です。例えばロバート・ケネラーさんは、一九九八年から二〇〇七年の間にアメリカのＦＤＡ(食品医薬品局)によって承認された薬物を解析して、その中で科学的に新規の範疇《はんちゅう》の薬やアンメットメディカルニーズ(これまでの薬物で治療することができていない病気)に対する薬の半数がアカデミアやベンチャー企業によって開発されたと報告されています。日本はここでも遅れをとったのです。

今、日本で使われている医薬品の多くが欧

表2　日本で使用されている薬物の国内生産量と輸出額・輸入額

| 年度 | 国内生産高(A)<br>(内原末等輸入品額) | 輸出額<br>(B) | 輸入額<br>(C) | 国内消費額<br>(A−B+C) |
|---|---|---|---|---|
| 平成13<br>(2001) | 5兆4258億円 | 492億円 | 9988億円 | 6兆3754億円 |
| 16 | 6兆1211億 | 1269億 | 1兆2979億 | 7兆2921億 |
| 17 | 6兆3907億 | 1251億 | 1兆4191億 | 7兆6847億 |
| 18 | 6兆4380億 | 1326億 | 1兆5648億 | 7兆8709億 |
| 19 | 6兆4521億 | 1440億 | 1兆7083億 | 8兆　164億 |
| 20 | 6兆6200億 | 1626億 | 1兆8594億 | 8兆3168億 |
| 21 | 6兆8195億 | 1627億 | 2兆1264億 | 8兆7832億 |
| 22 | 6兆7790億 | 1444億 | 2兆3165億 | 8兆9511億 |
| 23 | 6兆9873億<br>(1兆7298億) | 1384億 | 2兆5312億 | 9兆3801億 |
| 24 | 6兆9767億<br>(1兆6726億) | 1376億 | 2兆8174億 | 9兆6565億 |

出典：薬事工業生産動態統計のデータを利用した京都大学大学院知的財産経営学コース，寺西豊の調べによる．

米大型製薬企業に依存しています。単純な輸入と輸出だけの比較でも二兆七〇〇〇億円の輸入超過で（表2）、日本の製薬会社がライセンスで買っている原末（薬物の粉末）の輸入まで含めると四兆五〇〇〇億円にまでなり、実に四六％が外国の薬なのです。このままではますます差が開くでしょう。それは患者にとっても不幸だし、日本の経済上も見過ごすわけにはいかないと思うのです。

そういう思いで私たちが二〇〇七年に京都大学で始めたのが、アステラス製薬との協働事業であるAKプロジェクトです。これは文科省科学技術振興調整費の「先端融合領域イノベーション創出拠点の形成」と

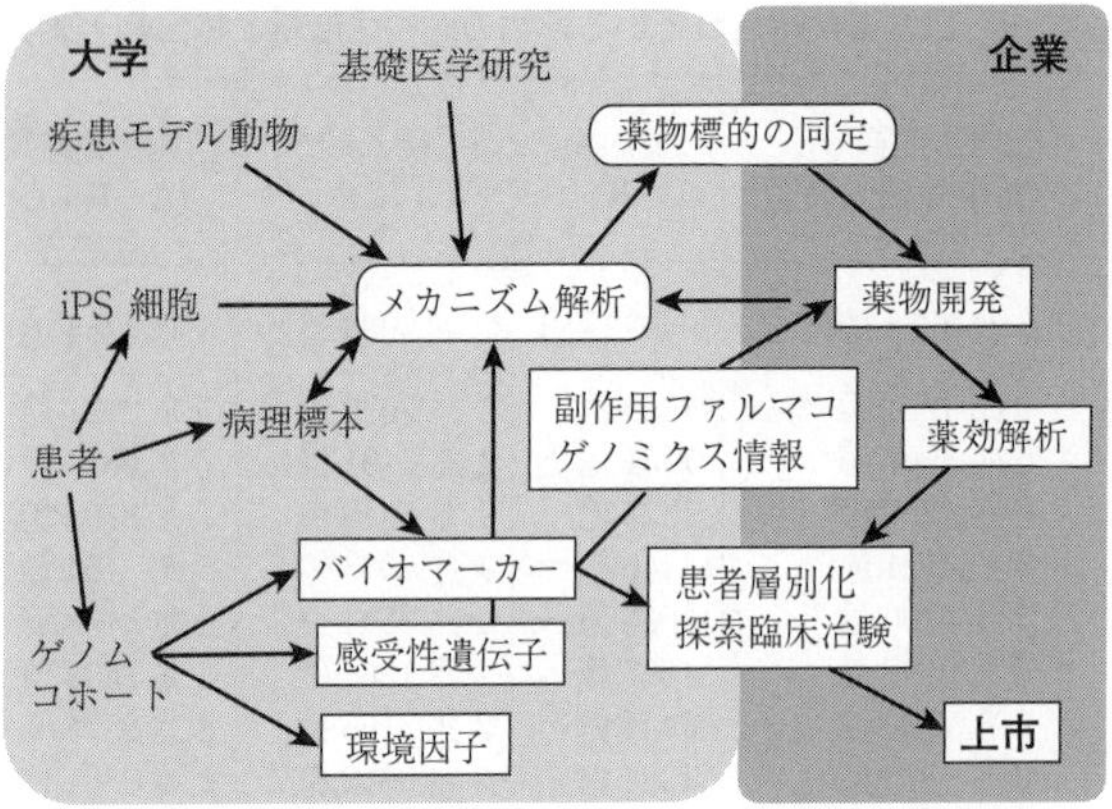


図２　AKプロジェクトで実施されている医学と製薬の技術融合

いうプログラムの支援を受けて始まったのです。

ＡＫプロジェクトのテーマは「免疫創薬」で、ここには、京都大学の研究者チームとアステラス製薬研究者チーム、国際公募による若手研究者たちが所属しています。京都大学医学部の基礎医学構内にプロジェクトの融合ラボがあり、ここで産学の研究者が一つ屋根の下で活動しています。また、独自の知財管理を行う部門もあります。ここでは、もちろん基礎研究もやりますし、臨床材料をもとにした病気の研究もやります。また製薬会社側から「こういう薬を作ったのですが、メカニズムがわからない」とか、「この病気でどう働いているのでしょうか」という疑問について、研究者側は病理標本を使ったりして検討することもしています。

図２は、このラボで行っている医学と製薬の融合

を示したものです。真ん中に病気のメカニズム解析があり、これを中心に医学と創薬のさまざまな技術が融合して薬づくりに励んでいることがおわかりいただけると思います。融合を促進するため、ラボではテーマごとに基礎医学者、臨床医、製薬企業の研究者がグループを作って活動しています。

ここでめざしていることは、創薬の独創性、効率、スピードを上げること、そして薬をもとにした新しい医学の創造です。新しい薬を作ろうと思ったら新しいバイオロジー(生物学)がいります。それは、医学のバイオロジーです。そのバイオロジーは、最終的には医学の中でしかできません。そういうものがあるのです。まともなサイエンティストは、自分独自のものを追求しています。自分が大事と思うことがすべてなので、おのずから公開情報からスタートする製薬会社のやり方と異なります。製薬会社のほうから見れば、公開される前に情報を手に入れてスタートすることができるのです。また、目の前で研究が行われているので、何を根拠にした結果なのかもわかりますよね。それも大事な点です。

各々の領域の臨床家が参加していますので、その領域で何がアンメットメディカルニーズなのかを摑《つか》むこともできます。医学は、発症した病気の治療から、発症を未然に防止する先制医療に移りつつありますが、先制医療のターゲットを知ることも大事です。先制医療での創薬は、これから大きなテーマになると思います。

次は効率とスピードです。創薬はきわめて長い時間と膨大な経費が必要な事業です。また、きわめて効率が悪い。なにしろ、化合物ベースでだいたい二万とか三万個の化合物を試して、一個しか薬にならない。さらに、先に述べたように臨床試験までいっても脱落するものが多い。私たちは、この点を改善できるのではないかと思っています。図2に示したように、融合ラボでの医学情報は患者さんからの臨床材料によるものが多いのです。これを用いて、一つひとつのテーマを医学的裏付けを取りながらやるからです。

また、基礎研究、臨床研究、医学的な検討が常にオンタイムで動いていますから、スピードアップもできます。でも、数年でできるかといったら、それはできません。動物実験ひとつ取ったって、三ヵ月とか半年とかかかりますし、安全性の試験も時間がかかります。一番最初の候補化合物がスッといけばいいけど、何らかの毒性が出てきたら、もう一度化合物の合成からのやり直しです。そういうことがありますから、上市できる新しい薬はそう簡単にはできません。また、治験も数年はかかるでしょう。その過程は省略できないのです。安全性を担保して、かつ、有効性を保証していないと薬になりませんから。

最後に私がこのような産学連携でもっとも期待しているのが新しい医学の創造です。大学の

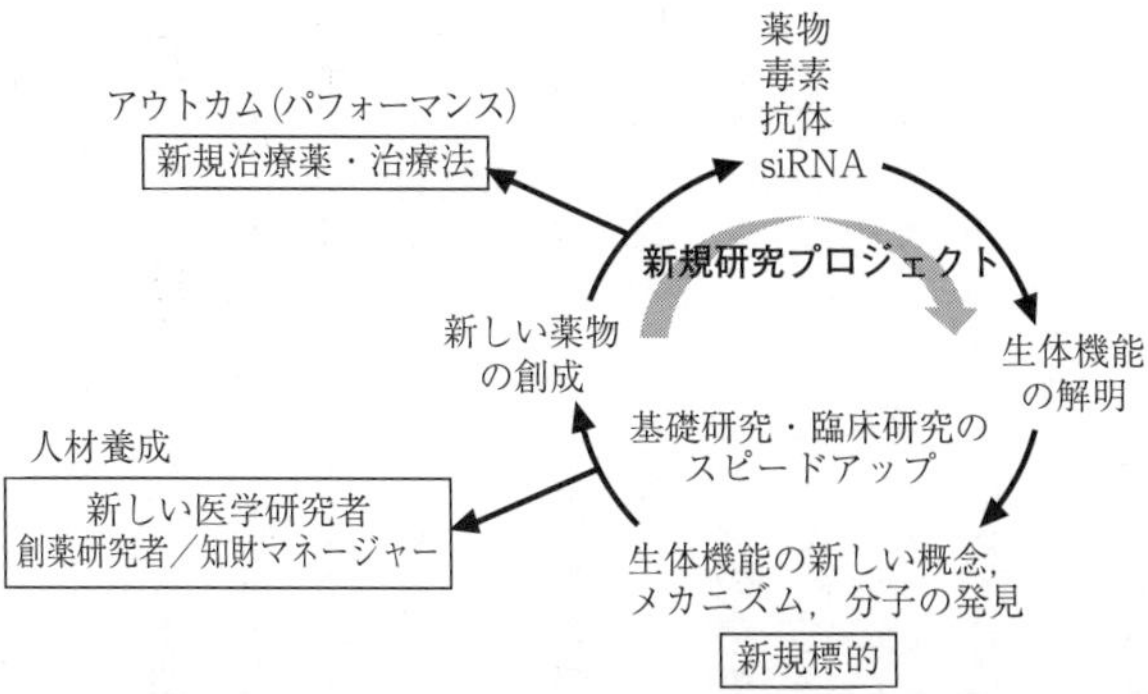


図３　創薬の産学連携による知の再生産と人材育成

本来の目的は、やっぱり、サイエンスの進化なのです。薬というのは、予想通り作用を発揮することもありますが、思いもかけない効果を示すこともあります。それで、私たちの生命事象の理解が深まるのです。ひとつやって一歩進んだら、また次が見えてきて、また開ける。開けた所で次の新しい薬づくりのチャンスが出てきます。そうやって、螺《ら》旋《せん》階段を上に登っていくダイナミクスを、このシステムに期待しています（図3）。

京都大学では、ＡＫプロジェクトをモデルに、いま、そのほかに四つの創薬のための産学連携プロジェクトが進んでいます。二〇一一年にスタートした武田薬品工業株式会社との「中枢神経系制御薬の基礎・臨床研究プロジェクト」（ＴＫプロジェクト）、大日本住友製薬株式会社との協働による制ガン研究拠点「悪性制御研究プロジェクト」（ＤＳＫプロジェクト）、田辺三菱製薬株式会社との協働による「慢性腎臓病の革新的治療法を指向する基礎・臨床研究プロジェクト」(TMKプロジェクト)、そして、二〇一三年からスタートした塩野義製薬株式会社との「シナプス・神経機能再生に基づく創薬・医学研究プロジェクト」です。これらを束ねる拠点として二〇一〇年一二月に京都大学医学研究科に設置したのが「メディカルイノベーションセンター」(MIC)です。いま、AKプロジェクトには一二〇名が参加しており、MICには四プロジェクト総計で一八〇名が参加しています。MICの活動のために、これに特化した五階建ての建物が完成しました。

AKプロジェクトもMICの四プロジェクトも薬物標的の探索やそれに対する薬物の臨床有用性の検討から始めており、これらから出てくる薬物の臨床治験は、いまだ先のことですが、私がトランスレーション医学で重要だと考えているのが医師主導の探索臨床試験です。前に表1で日本の四つの製薬会社だけでも安全性が担保されているのに臨床治験の段階で開発中止になったのが五年半でほぼ一〇〇あると述べました。これらは、想定された適応症で作用を発揮しなかっただけで、潜在的には有効な臨床薬たりうるものです。

ほとんどの薬物は、単独の病気や病態のみで働くのではなく、いくつかの病気・病態で働きえます。しかし、一度臨床治験に失敗すると、もはやその他の適応は試されることなくお蔵入りになってしまいます。これは大きな損失です。現在、repurposing/repositioning といって、すでにある臨床薬の知られている適応症以外の臨床効果を探索することがアメリカなどでは奨励されています。現在の承認済み薬物に限らず、先に述べた開発中止薬までその効能を念入りにみることが、それまでに傾注された人々の努力や経費に報いる途ではないでしょうか?

創薬は安全性を担保してヒトで行う壮大な実験で、トランスレーションはそのコアです。この壮大な実験なくして医学の究極の目的である病気の予防と治療はできないし、モデル動物やオミックス解析から想定された病気のメカニズムの真偽もテストできません。私たちの使命は、これをできるだけ効率のよいシステムで作り上げることにあります。

# II

## 医療の現場から
### —きずなの構築のために—

# 医療と情報技術

吉原博幸

よしはら・ひろゆき　1949年生まれ．1973年大阪大学基礎工学部合成化学科卒業．1980年宮崎医科大学医学部卒業．84年宮崎医科大学大学院修了（医学博士）．95年宮崎医科大学教授（医学部附属病院医療情報部）．2000年熊本大学教授（医学部附属病院医療情報経営企画部）．2003年京都大学教授（医学部附属病院医療情報企画部）．現在，京都大学名誉教授，宮崎大学理事・医学部附属病院長．

## インターネット黎明期と医療

一九八八年、私が宮崎医科大学(現在の宮崎大学医学部)の外科で助手をしていたころは、病院は伝票で動いていました。受付をすると、「レントゲンを撮りなさい」、「血液を採りなさい」という手書きの伝票が出て、患者さんはそれを持ってあちこちに行って、最後に受付窓口に来て初めて、病院で今日何をしたのかがわかります。それをもとに医療費の計算をしていたのです。そのために長い行列ができていました。お金を払うための待ち時間は、一時間はゆうに超えていたと思います。

それより前の一九八〇年頃に、都立駒込病院が病院の電子化をしました。私は医学部の六年生ぐらいだったのですが、見学に行きました。ウィークデーの一番忙しい時でしたが、窓口に人が全然並んでいないのです。診察の現場で検査や薬が電子オーダーされていて、すでに会計窓口や薬局に情報が伝わっているので、患者さんが会計窓口に行って、職員がコンピュータに患者さんのＩＤを入力したら計算ができて、すぐ料金が払える。ここから病院におけるオフィス・オートメーションが始まったのです。

この時点では電子カルテというよりは、電子伝票システムでした。目的は院内事務の合理化で、利点は患者さんにとっては待ち時間の短縮、それと電子伝票ですから悪筆による読み間違いなどのリスクがほぼゼロになることだったと思います。

当時やっと個人に手の届くコンピュータ(マイコン、パソコン)が出てきたのです。まだ性能が悪く、実用にはとても程遠かったのですが、マッキントッシュ・プラスなど、面白いコンピュータが続々出てきました。

一九八八年、当時の外科の教授から「病院情報システムの導入をやってくれ」と言われました。その理由は、かつて医学部五年生の時だったと思いますが、私は日本で最初のワンボードマイコン(TK-80、NEC)を使って、症状を入力したら、可能性の高い病名が順番に出てくる仕組みを仲間といっしょに作ったことがあったのです。小規模の診断データベースです。そんなふうに私がコンピュータを使っていたので「病院の情報システムもわかるだろう」ということだったと思います。

私は外科医としてやっていこうと思っていましたから、手術もしながら、病院情報システムを作っていきました。後の一九九五年に宮崎医科大学に医療情報部が誕生し、そこの初代教授になりました。何をやったらいいかわかりませんでしたが、まずは病院の電子化を最初の目標と考えました。

この時、まだインターネットはなかったので、学内ネットワークを作って、CD-ROMで供給されていた医学学術文献データベース(MEDLINE)の共同利用と、院内の電子メールを使えるようにしたのです。今は、インターネットではMEDLINEとかいろいろな学術文献のデータベースが無料で公開されていますが、当時は有料でした。大型計算機の通信ネットワークがあって、図書館から利用できましたが、利用時間でどんどん課金されていくので、本当に時間との闘いでした。検索して最終的に出てくるのは、文献のリストだけでした。それをプリントアウトして、図書館で資料や文献を探す。図書館に無かったら外部に請求をしないといけません。

その当時にアメリカのシルバープラッター社から、CD-ROMで、今のMEDLINEのコンテンツ(一九六〇年~現在)が年間九〇万円ぐらいで提供されていました。本来単独のパソコン用だったのを、学内ネットワークを使って学内全体で使えるようにしたのです。

その学内ネットワークは、学内の電話線の余ったラインを使って作りました。最初は毎秒〇・一二三メガビットの通信速度です。当時は、最速でも一〇メガビットでした。今は一〇ギガ、一〇〇ギガは当たり前でしょう。話にならないほど遅かったのです。でも、とても楽しかったですね。日本で誰もやっていないことを、海外の文献を見ながら設計していました。TK－80で診断データベースを作ったのですが、実際の役には立たないので、大学院の時にヒューレットパッカードのマシン(HP－85)を買いました。当時の値段で一三〇万円。院生で研究費がありませんから自腹を切って、長いことローンを払いました。それを使って、知識ベースや、血液凝固のシミュレーションをしました。後に、その成果で博士号(医学)を取りました。

一九九三年にインターネットが解禁になって、国立大学医学部ではおそらく初めてのウェブサーバーを立ち上げました。そのサーバーマシンがマッキントッシュ・プラスだったのをよく覚えています。その後、急速に宮崎医大のウェブシステムは発展していったのです。

当時、京都大学の移植外科(田中紘一教授)と宮崎医大の間でリモートカンファレンス(遠隔会議)をやったことがあります。京大側は医療情報部の高橋隆教授が担当してくださいました。当時はまだ、レントゲン写真を郵送するしかなかったのですが、急を要する患者さんだったので、電話で相談しながら、宮崎医大のウェブシステムにアップしたレントゲン写真を見てもらって「次の日に飛行機で患者さんを搬送して下さい」というやり取りがありました。それが一九九〇年代当初ですから、もう二〇年以上前の話です。

## 電子カルテ

電子カルテ利用の目的としては、前に述べた電子伝票など、院内事務の効率化などいろいろありますが、最大の目的は患者さんの生涯にわたる医療の継続性を担保することだと考えています。

現時点では、医療データの生涯保存はできていません。法律的には、患者さんが病院に最後に来られてから五年でカルテデータは消えます。それに、病院やクリニックが、患者さんの一生の間ずっと存在し続けるとは限らないでしょう。大半が廃業していくのです。そうすると患者さんのデータはどんどん消えていきますから、診療するときに必要な病歴がわからなくて困ることがあります。例えば東日本大震災の時が、その典型例です。患者さんが移動した場合もそうです。初めての病院に行った時に、そこには何もデータがないわけですから。

患者さんの一生の病歴を追いかけられるような仕組みを作ろうというのが、われわれの考え方でした。そのために、いろいろな人に声をかけて研究を始めました。それが一九九五年です。

まず、それを実現するためにはどうすればいいか。基本的には、国レベルの政策にまで高める必要がありますが、当時はまだそこまでは考えていなくて、基本的な技術問題をクリアすることに集中しました。

問題点は三つ。

「データがどこにあるか」

「データの互換性をどうするか」

「データ閲覧権限のコントロール」

当時すでに、富士通、NEC、日本IBM、住友電工(現在の東芝メディカルシステムズ株式会社)、日立製作所などが、病院情報システムをそれぞれ独自に作っていましたが、電子カルテの本体はデータベースであって、設計思想はバラバラで、記述方法もみんな違うのです。データの互換性や共通性は、まったく考えられていませんでした。これは現在もあまり変わりません。

例えば、患者基本情報の氏名ひとつとっても、「山田太郎」と一項目に書くか、「山田」「太郎」と姓名をわけて書くか、もうこれだけでも違います。海外の人のためにミドルネームも必要ではないのか？　ミドルネームは一つでよいのか？　そこまで考えておかないといけないのです。

## 医療情報の共通規格

そこで研究グループは、日本のカルテには、どういうことが書かれているのかを調べて、「患者基本情報は、こういう項目で成り立っている」など、カルテに書かれているすべての情報を整理しました。そして五年後の二〇〇〇年に、カルテの情報がすべて収まる概念的な入れ物ができました。それをMML（Medical Markup Language 医療情報交換規約）と命名しました。それはXML（eXtensible Markup Language）という、異なるシステム間でのデータ交換を行うための記述方式で表現されました。

実はXMLの前身にSGML（Standard Generalized Markup Language）という記述方式があって、アメリカ海軍で使われていました。イージス艦は大変複雑なシステムで、たくさんのメーカーがシステムや部品を納入しています。その膨大なマニュアルを紙に印刷して積んだら、船の喫水線が一メートル以上下がるそうです。それでマニュアルを電子ファイルで納入させようと考えました。ところが、業者はいろいろなワープロのファイルで納入してくるので、読み出すには、別々のワープロアプリケーションが必要になる。そこで、SGMLという共通形式を考えたのです。この発展型がXMLです。現在、XMLはネット通販などで非常にたくさん使われていて、日常生活に欠かせないものとなっています。

日本での医療情報の交換、蓄積に使う共通の記述法として提案されたのが、私たちが五年かけて開発したＭＭＬです。異なる電子カルテを使っていても、共通の記述法でデータを書きだせば、医療情報をみんなで共通に使えます。

ＭＭＬは当初「患者基本情報」「保険情報」「病名」「退院時サマリー」「検体検査結果」「病理診断報告」「放射線診断報告」「処方オーダー」「注射オーダー」「手術報告」の一〇のモジュールで構成されました。

共通の規則で書けば、みんなで共有できます。ネットで結ばれるようになれば、どこの病院でも診療所でも患者さんのデータを読めるわけです。現在、一四のモジュールに拡張されています。

モジュールは一冊の本の「章」のようなイメージです。まず患者基本情報が書いてある1号用紙があって、2号用紙は経過情報モジュールで、そこには毎日の経過などが書かれています。

もう一つ重要な機能、「データ閲覧権限のコントロール」ですが、これはモジュールごとに、この文書を誰が読めるか、誰が書き込めるか、などを細かく決めることができます。こうすることによって、患者さんの個人情報を守りながら、診療に必要な情報を適切に共有できるようにしました。

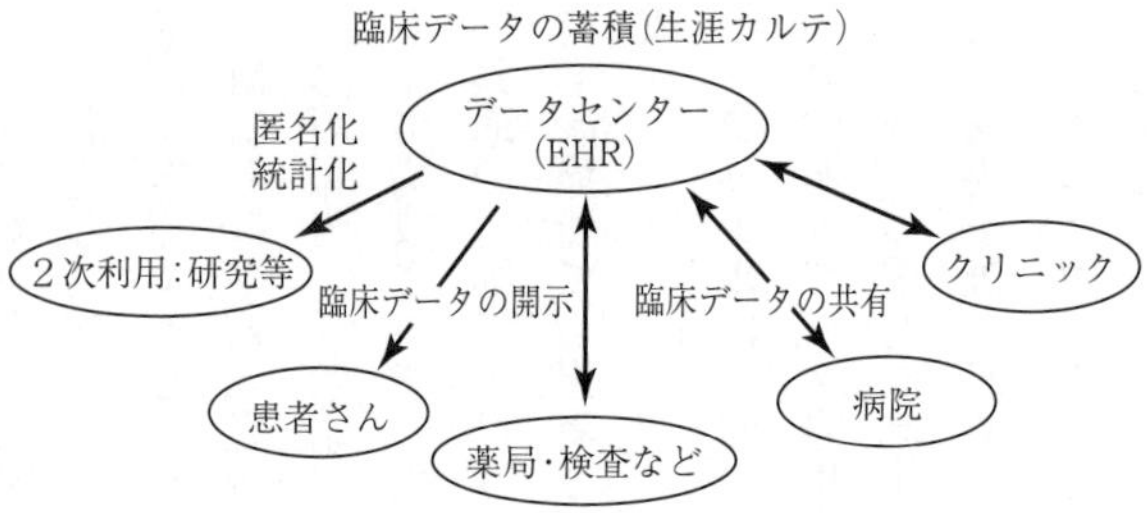


図1　地域でカルテを共有する仕組み

## 実際に動きだす

MMLを作っただけでは、何も始まりません。実際に動くシステムを作る必要がありました。二〇〇一年に経済産業省の支援を受けてデータセンターなどの開発を行い、実際に稼働したのは二〇〇二年でした。宮崎県と熊本県で、このシステムは動き始めました。その後、二〇〇三年に東京都医師会、二〇〇七年に京都府でもサービスを始めたのです。

このように二〇〇二年に宮崎で「はにわネット」、熊本で「ひご・メド」という電子カルテ連携システムのサービスを始めました。図1に、その概念を示します。

熊本では、熊本大学医学部附属病院を含む熊本市内の三つの病院と一四の診療所、一つの検査センターを結びました。宮崎では、宮崎医科大学病院が情報提供を行い、同様の規模で連携が行われました。カルテ閲覧を希望する患者さんには、アクセス番号とパスワードを発行して、自宅からインターネットを通じて自分のカルテを閲覧できるようにしました。いろいろな要望が上がってきましたが、「退院して二週間以上経つのに、退院時サマリーが書かれていない。早く書きなさい」という厳しい指導や、「自分が死んだらデータを全部消去してほしい」など、私たちが想定しなかった要望もありました。

その後、二〇〇七年から京都府でも「まいこネット」としてサービスが始まり、京都大学医学部附属病院、京都府立医科大学医学部附属病院などがデータを提供しており、数千人の患者さんがご自分のカルテを閲覧しています。

## 日本でのむずかしさ

二〇〇一年のプロジェクト開始以来一〇年以上が経ちましたが、日本ではなかなか電子カルテの連携が普及していません。医療機関どうしが直近の二~三年程度の医療情報を共有する仕組みは、政府の補助金で、そこそこの普及段階ですが、患者さんへの情報提供は私たちのプロジェクト以外皆無です。また、患者さんから見て、一生のカルテデータを確実に保存しておくサービスが整っていません。これにはいろいろな理由があるのですが、諸外国と比べて、日本では国レベルでの予算出動がかなり少ないことが挙げられます。電子データの発生源の電子カルテを普及させることや、データセンター(EHR Electronic Health Record)の開発や運営には、初期段階では特に、国の強力なリーダーシップが必要なのです。

カナダを例に挙げます。カナダではデータセンターを州ごとに一つずつ作り、最終的にはそれを相互接続するという考え方を採用しています(図2)。

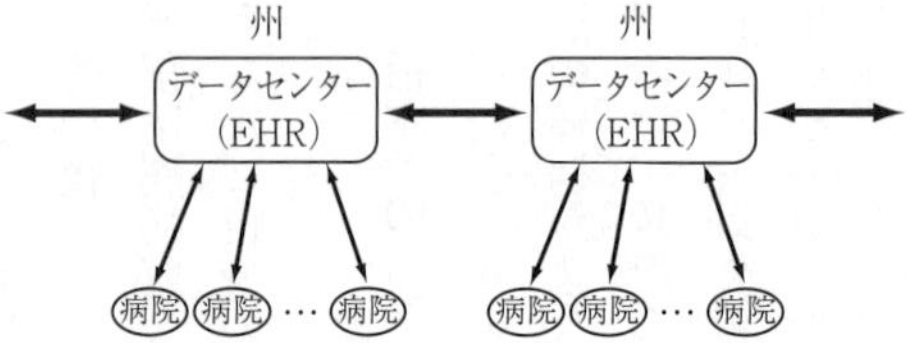

図2　カナダのEHRの考え方(Canada Infoway による青写真)

このことを主導しているのがカナダ連邦政府の外郭機関(Canada Infoway)で、全体のポリシーを策定し、センターの機能などの青写真を作ります。これを各州政府に示し、ポリシーを満たすシステムを作れば七五%の補助金を出す。州政府はデータセンターを立ち上げ、医療機関に対してセンターにつながる電子カルテを導入することを求め、それを満たせば七五%の補助金を出します。こうして、カナダのアルバータ州などでは、ほぼすべての医療機関の電子カルテがセンターにつながっています。

その結果、初診の患者さんが来ても、クリニックでは過去の病歴を州のデータセンターを通じて閲覧できます。直近の検査結果などがあれば、あらためて検査をし直す必要もなくなり、貴重な医療資源を有効に使うことができます。広域で医療情報を共有することで、五〜七%の医療費削減効果があるとする報告もあります。

ただ、診療情報を医療機関どうしだけでなく患者さんも含めて共有している国はまだ少なく、日本でも私たちのプロジェクト以外で患者さんに開示している例はありません。私たちの一〇年以上に及ぶ経験では、患者さんが自身の診療情報を見ることで、健康を維持するモチベーションが高まり、生活を体によい方向に誘導する効果があるように思われます。体重を毎日測って記録すると痩《や》せることができるのと同じですね。これらの効果については、今後、大規模な検証が必要だと考えています。

診療情報の電子的共有については、日本ではまだ経験が乏しいので、解決すべき問題が多々あります。特に、医療側からの抵抗は少なからずあり、自分の書いた記録が、他の医師や看護師、患者さんから見られることへの違和感や、誤解を生ずることへの懸念など、医師としては、これまで他人から見られないという前提で書いていたものが、見られることを意識せざるを得ないという変化に抵抗感を持つ人が多いようです。

しかし、二〇〇〇年頃から導入されている電子カルテでは、少なくとも院内では多くのスタッフ間での情報共有が前提となっており、次のステップで、共有の輪が「病院」から「地域」

そして「世界」へ拡大していくのは時代の趨勢《すうせい》だと思われます。

## 医療情報の二次利用

二〇〇一年にEHRプロジェクトがスタートした時、「最終的には匿名化した医療情報を社会のために二次利用をすべき」という提案をしたのですが、なかなか理解が得られませんでした。

現在動いているEHRプロジェクトの仕組みでは、すべて実名情報を扱っています。地域にデータセンターを設置して、患者さんごとの診療情報口座を作って、ここをハブにして医療機関と患者さんが情報共有をする。このような広域電子カルテの利点は、病院どうしの連携医療や、長期の継続観察が可能になること、患者さんへ診療情報のフィードバックができることです。診療情報を正確に長期にわたって記録しておくのは、患者さんの健康を守るために非常に大切なことです。

もうひとつ重要なのは医学研究、医療産業、行政サービスなどを目的とした診療情報の二次利用です。これは、単に電子カルテのデータを患者さんご本人のためだけに使うというこれまでのスタンスと違い、プライバシーを守りながら、医療データを研究などに活用して、広く社会に役立てるということを意味します。

現在、日本には星の数ほどの医療関係のデータベースがありますが、バラバラに構築されているため、せっかくの情報を大規模に集めて研究することができません。原因はいろいろあるのですが、まず収集する情報の細かさを決めた国レベルでの共通の約束事がなく、結果として互換性のないものになっているという点があります。

また、情報の細かさ以外にも、病名、医薬品、検査の結果など、頻繁に使われる情報を整理する「共通の表」が、必ずしもすべて完備していない、など、データベースの根幹を決める約束事の整備が遅れています。まずは、これをきちんと整理する必要があります。

## EHR

先に述べたEHRは、この数年よく使われ始めた言葉です。これまで病院に閉じていた医療データを、病院を越え、地域を越え、最終的に国レベルで統合したものがEHRです。また、医療機関以外で発生するデータもあり、これを含むデータをPHR(Personal Health Record)と呼んでいます。例えば、企業健診、スポーツクラブのデータ、家庭で計測する血圧とか体重などです。

ＥＨＲを推進するにあたって、以前は、県レベルではあまりにも細かすぎるので、全国で五つくらいにわけてＥＨＲの拠点を作って連携をするのがよいのではないかと考えていました。しかし、日本は世界で最も進んだ光ファイバー網を整備しましたし、この五年間ぐらいでサーバーの仮想化技術が進んで、インターネット上に分散したサーバーをあたかも一つのサービスのように見せる技術が発展してきました。これをクラウドと呼んでいます。グーグルやアマゾンのサービスが典型例です。クラウドは運営コストが下がるし、データがインターネット上で分散されているため、災害などの時、システム障害に強いのです。この技術を使うと、サーバーを地域ごとにわけて設置する必要性がなくなります。実際には分散、論理的には一つのサーバーです。

私たちは現在、宮崎、京都、東京、と別々に動いているサーバーの集約を始めています。二〇一一年に自然災害の可能性の低い北海道内陸部にデータセンターを置き、このセンターに、まずは京都のまいこネットを移転しました。理由は運営コストが安いことと、京都のデータを京都に置いていたら、災害時に大きなリスクがあるということでした。宮崎、東京を順次このサーバーに移転し、最終的にはクラウドに移す予定です。

まいこネットは二〇〇七年に京都市で始まったプロジェクトで、患者さんが自発的に参加する方式です。患者さんが三〇〇〇人以上、医療従事者が七〇〇〇人以上参加しています。データを提供しているのは京都大学病院、京都府立医大病院です。患者さんが自分でパソコンや携帯電話、スマートフォン、タブレット端末で医療データをチェックし、健康を管理できるようになっています。

滋賀県の長浜市では、二〇〇七年度から医学的な長期観察プロジェクト(コホート研究)が始まっています。

一万人のボランティアの方々を対象として、最初に遺伝子情報も含む検査を行い、あとは五年ごとに検査を繰り返してゆきます。検査データは、長浜市が匿名化して京都大学の研究チームに提供します。

しかし、定期検査の五年の間で病院などを受診したデータを収集するのに、研究員が定期的に病院を回ってデータを集めてくる必要があり、これが大変な重荷になっているのです。長浜市内には三つの基幹病院があり、市民の大半がここを受診しますので、まいこネットと同じ仕組みを使ってデータを集めて、このデータを匿名化して集める方法が考えられました。

この仕組みは、まいこネットと同じですから、患者さんは自分のデータを見ることができます。また、市役所が情報提供に同意した患者さん(ボランティア)のデータを月一回程度集めて、匿名化して京都大学に渡すことが可能になります。

このシステムを使えば、地震などの災害があった時でも、スマートフォンを持っていれば、診療データを確実に見ることができるので、避難先でも正しく薬を処方をしてもらうことができます。

このように、長浜プロジェクトではＥＨＲに収集されたデータを匿名化して京都大学との間で研究に利用するという仕組みを検討しています。これが稼働すると日本初です。世界でも、そう例はないと思います。実現を期待するところです。

## 今後の課題

一九九五年に始めて、これまで一貫してＥＨＲプロジェクトを進めてきましたが、課題は山積しています。

### (1)電子カルテの普及

「国による電子カルテの一〇〇％普及」という大事業が必要です。大きな国公立病院ではほとんど電子カルテが使われています。しかし民間の病院やクリニックではまだ普及していません。苦しい病院経営で、電子カルテに投資するのはなかなかむずかしいのが実情です。カナダなど、海外の国々を見てみると、初期の電子カルテの普及のため、国が補助金を出しています。これはぜひ、見習うべきです。

カナダ、ニュージーランド、シンガポールなどに見られるように、国に全権委任された外郭機関などによって、ＥＨＲの長期にわたる基本方針の策定を行うべきです。大規模で良質な医療データが集積されてくれれば、匿名化されたデータの二次利用による収益でＥＨＲを運用することが可能になります。

（2）匿名化の条件

プライバシーを守るために匿名化が必要なのですが、日本ではどの情報を隠せば匿名と言えるのか、法律で決められていません。これも急いで決めないといけない問題です。これをはっきりしないと、匿名データの研究利用が進みません。

（3）国民健康ＩＤ

患者さんは、いろいろな医療機関にかかります。ところが医療機関ごとに異なる受診番号が付けられています。これが、患者さんの一生の健康データを追跡できない原因です。この数年、政府主導で、マイナンバーなどの、識別番号の制定の動きがあり、関係者の期待するところです。二〇一四年一一月時点では、国民健康ＩＤとして、（マイナンバーそのものではなく）マイナンバーから派生した番号を使うことが有力視されています。

## ＩＴ化がもたらす未来

ライフログと言われる日常すべての行動記録と診療記録、体重などの健康記録を統合して、それを自身にフィードバックすることで、生活改善が可能となります。もうすでに、スマートフォンなどで歩数、体重、血圧などを手軽に管理するアプリが普及しつつありますが、これに診療記録が融合するイメージです。

さきの東日本大震災では、カルテが津波で流され、診療に重大な支障が生じたことがありました。もしデータセンターがネット上にあって、そこに診療情報が残されていれば、継続して治療ができるし、正しい薬の処方もできます。非常時でも使えるように、バックアップは遠隔地に持っておく必要があるのです。

このように、患者さんにとっても、医療者にとっても、医療のＩＴ化は必要であり、集まったデータを使って医学研究をすることによって、未来にその成果を返すこともできるのです。

# チーム医療における，看護師の新しい役割

日野原重明

ひのはら・しげあき　1911 年山口県に生まれる．1937 年京都帝国大学医学部卒業．同大学院修了後，1941 年東京築地の聖路加国際病院内科に勤務．以後，同病院院長，理事長を経て，現在，聖路加国際大学名誉理事長・同名誉学長，聖路加国際病院名誉院長．

## チーム医療

これまでの日本の医療では、頂点に医師がいて、その下に看護師が位置するという形でした。今は看護師と言っていますが、以前は看病婦と言っていました。看病師が看護婦になって、いまは医師の師をとって看護師です。

昔の日本の医療の実際を見ると、看護師は医師の指示に従って「温めなさい」とか「湿布をしなさい」とか「体位を変えなさい」というような医師の指示の通りにやっていました。ところが、最近になって医療は医師だけではできないので、看護師やその他のさまざまな医療職といっしょに医療を担当するようになってきました。だから現在の医療はチーム医療です。看護師や栄養士のレベルが高くなってきたから、医師は命令を出すよりも、他の専門職に任せるようになりましたね。医師も看護師や介護福祉士や栄養士といっしょにやるのです。

私も意見を言うけれども、私のいないところでは、現場にいる人たちが相談してやっています。それが望ましい形です。いつもお医者さんが主導するというわけではないからね。

医師法にあるように、医療行為に関する制約はありますよ。しかし、それは古いの。看護師の業務は戦後、一九四八(昭和二三)年に決められた法律があり、看護師は医師の指示の下で患者さんの介助をするという、だから看護師が判断して勝手にできないことが続いてきましたが、それは古すぎるということになって、今、日本看護協会が問題提起をしています。変えて欲しいと言っているのですが、いったんできた法律は、なかなか変えることがむずかしいねえ。

だから、法律の制約の中で、チーム医療をいま、行われなければいけない。そして実際は「現場に任せる」という方向に進んでいますよ。私のいる聖路加国際病院では、かなりの医療を看護師に任せています。私は、それを法律でも承認するようにしてもらいたいと考えています。

もう、お医者さんが大将になって「こうやれ」などということはできないのです。現場の人のレベルを高くさえすれば、みんな適切に判断します。

看護師も医学を勉強して、解剖生理以外に、薬学のことも勉強して高められているからね。看護師は、もう重要な位置にいますよ。それは、看護師の技術的なレベルと、それから医学を勉強してきたということに立って、自分の判断で行動できるようになったからです。看護師のレベルを上げるためには、年数がかかります。そういう意味では、ようやく土台ができたのです。

聖路加国際病院の看護師のレベルは高いですね。聖路加看護大学で教育を受けた学生はもちろんですが、大学院課程を修了してくる看護師もいますからね。他の日本の看護教育の実態は、学校の実力によって差があります。専門学校、大学、大学院というように学歴の問題が大きく影響してきます。

二〇一四年四月に聖路加看護大学は聖路加国際大学となりました。それより前の一九六四年に四年制の大学となり、一九八〇年には大学院博士前期(修士)課程を、そして八八年には大学院後期課程ができて、修士号や博士号が得られるようになっています。そういう位置づけと指導が、いまのチーム医療を確立するためにどうしても必要でしたからね。

でも、日本には、まだまだ看護のレベルがもう一息というようなところがあります。その理由は、看護師の多くがまだ専門学校出身ということがあるのかもしれません。それでも少しずつ変わっていますよ。以前は専門学校を出てそのまま仕事をつづけている看護師が多かったけれども、いまは専門学校を出てから大学に編入できるようになりましたし、実際そういう人も増えています。病院の中での看護教育の課程もあります。ただ勤務しているだけではなく、病院では教育の時間も取っています。それは、義務みたいなものですね。聖路加国際病院の看護師は、病院に就職したら「このコースを受けなさい」と。それを指導するのは、医師と看護師の両方。そういうことが必要なのです。

## 看護の主体は看護師

チーム医療の要《かなめ》になるのは優秀な実力のある看護師です。

理学療法士、栄養士、薬剤師など、いろいろな専門職があり、それぞれが平等な地位ですが、看護の場面においては看護師が主体となります。

みんなが集まって、患者さんの状況を報告しあったりする場合には、議論の進行は看護師がやる。そしてどのような食事にするか、カロリーを計算してくださいなどと栄養士に意見を求めたり、情報をもらったりするわけです。医師は、ほとんど任せきりにしていることが多いですね。

チーム医療のなかでは、医師はローテーションで、何人もの医師が関わってくることになります。入院患者には担当医が割り当てられ、その担当医が主治医のもとでいろいろと指導されて毎日報告をして、診断や治療法を決めていくのです。

チーム全体を見渡すといちばん上に主治医がいて、その下に担当医が何人かいて、担当医と同じレベルで看護師がいて、そのまわりに理学療法士や薬剤師、栄養士など他のチームスタッフがいて大きなチームができます。担当医以下は並列になっている。

主治医も勉強しますよ。医学や医療には限度がないのですから、いくらでも勉強が必要です。臨床を勉強するのと、手術技術を勉強するのと、研究をするのは別個のことなのです。この三つの分野の人たちがひとつのチームのなかに入ってくる、それが理想的な集団です。

看護師はレベルの高い診療ができるのです。ただ医師がさせないだけ。医師がさせないのは、自分の位置を保持するためですよ、見かけ上のね。

それをなくさないとチーム医療が動き出さない、機能しないですよ。そのためには、勉強により看護師の位置をさらに高くすることです。

## 看護師から教わったこと

私は医師になって間もなくの頃、大学の医局に入って最初に担当したのはジフテリアの子どもの患者さんでした。私は診たことがない。もう呼吸が止まっているのです。そうしたら看護師が「先生、私の言うとおりにやってください」「このメスでここを切りなさい」「もっと深く切りなさい」と言ってくれるのです。それで開けてみたら気管が出てくる。「その気管にこのメスで、ここにカットを入れなさい」というように指示してもらって、手術を習いました。

子どもが疫痢《えきり》（日本で多発した小児の伝染性下痢症）で入院してくると注射をしなくてはならないけど、静脈が細くて出ない。そうすると、看護師は「こう皮膚を切って静脈を出しますから、先生はそこに注射針を入れなさい」と言ってくれる。私は皮膚切開の仕方は病棟で看護師から習った。経験のある看護師は、それを自分でできるけど、法律ではやってはいけないことになっているから、隠れてするしかない。しかし、看護師にはそれだけの力があるのです。そうやって私も育ててもらった。そういう経験の中から勉強してきましたから、私は看護師を信頼するし、尊敬もしますね。そういう経験があるから、チーム医療の大事さがわかるのです。

チーム医療が有効になってくるのは、単なる風邪とかでなくて、診ても診断がつかないような病気がある場合、または手術を要するようなときです。

心臓の手術になると、もう数名以上の助手が手術を手伝ううちに実績を積んで、それで腕のいい外科医になっていくのです。積まなければいけないのは、技術の研修と経験です。それは現場で、さまざまな人から教わるし、自分でもおぼえていくのです。

チーム医療の欠点というのは感じられないなあ。いまはもう、お医者さんたちは、みんな、チーム医療を望んでいますね。自分で全部やるわけにいかないから、訓練を受けた人がいれば、その人に任せる。

手術をする際には麻酔医もチーム医療のスタッフの一員です。いま、聖路加国際大学では修士課程で周麻酔期看護師を養成しており、聖路加国際病院の麻酔科で活躍しています。アメリカではすでにこの制度がつくられており、看護麻酔師（ナースアネステジスト）として働いています。

## 患者さんもチームの一員

チーム医療では、患者さんも大事なチームの一員です。患者さんが自分の症状を上手に表現してくれたら、医療や介護する側は助かります。例えば、「だいぶ前からとてもお腹が痛い」と言っても、「だいぶ前」とはいつからなのか、一ヵ月前とか一年前からこういう症状があるというようなことが具体的に出てくればよくわかるし、また病歴に書き込むのに、「とても痛い」と言われても痛みのレベルはわかりづらいですからね。

患者さんがきちんと自分の症状なり経過を伝えられるようになれば、もっともっと治療のレベルは上がります。聖路加では、そういう患者教育もいっしょにやっています。患者教育はとても大事だと思っています。

痛みでも、痛みの評価は0から10まであるのです。0は痛みがないこと。話をしていると痛みを感じないけれども、一人になると痛みを感じるのは1。もう耐えられない、どうしようもないような状態を10。それは痛みのスケールというものがあって、そこにチェックを入れればいいというようになっています。

患者さんは、医師よりも看護師に自分の気持ちを話しやすいものですから、看護師は上手なリスナーになれば、大切な情報をたくさんもらえるわけです。

看護師は、コミュニケーションの専門家でもあるソーシャルワーカーから教育を受けて、言葉が出やすいように患者さんをリラックスさせたり、会話が上手に運ぶように訓練を受けています。そして、上手な問診の仕方を身につけていくのです。

患者さんが医師と話をしている時に看護師が立ち会えば、看護師から患者さんに「先生にこういうこともお聞きしたいのではないの」と言ってくれますし、後になってからでも、患者さんが「先生は、お忙しそうだったから聞けなかった」と言えば、「私から聞いてあげましょうか」と言ってくれますね。

ただ立ち会うのではなしに、医師が見逃したことを後で聞き直すというようなこともできます。だから、患者さんの問診にしても医師ひとりでは無理で、立ち会いの看護師が必要です。

医療チームを支えるためには、看護師の役割がやはりいちばん大切なのかもしれませんね。

患者さんにタッチする身体の面の広さは、医師よりも看護師のほうが大きいのですよ。

## 聖路加をモデルにしようと思った

聖路加国際病院は、看護師の教育では日本一だと思っています。それは、病院がスタッフの教育がいちばん必要だというセオリーを持っているからね。

聖路加は、看護師の数が、他の病院の一倍半かそれ以上多い。それができるのは経営が上手くいっているからです。

高校生を一日ナースとして体験させたりもしています。病院に来て看護師に一二時間ずっと付いてまわるのです。実際に現場で看護師は、こんなことをやっているということを見せるのです。みんな関心を持ちますね。

私が就職した一九四一(昭和一六)年から聖路加をそういうモデル病院にしたいと思っていました。もともと聖路加は一九〇二年、米国聖公会から派遣された宣教医師ルドルフ・B・トイスラー先生によって設立された病院でしたから、アメリカから医師や看護師やソーシャルワーカーが聖路加に赴任して指導してくれていたのです。日本にはその当時指導者がいなかったから。ところが、戦争になってアメリカ人がみんな日本から引き揚げてしまった。そのため、

「日本人だけで、これをしなくてはいけない」ということになりました。

けれども指導できる日本人がいないので、病院が経費を負担して二年間アメリカに留学してもらって、帰ってきた人が病歴記録管理士になるとか、ソーシャルワーカーになったりしたのです。

いま、聖路加ではアメリカやイギリスへもスタッフを派遣していますし、アメリカの大学から研修に来ている医師や看護師もいます。

終戦の二週間後に、聖路加国際病院は連合国に接収されてアメリカの陸軍病院となったのです。それで私たちは、近くの小さな有床診療所に移って、外来診療を主にして一二年間診療をつづけました。しかし、あの当時の陸軍病院での医師や看護師の教育をじかに見ることができて、私には非常に参考になりました。教育システムがきちんとしていましたから。その時の影響は大きかったです。

日本は長年、ドイツ医学をモデルにしていたのですが、戦後はより進歩したアメリカ式の医学を取り入れるようになりました。

このまま日本の看護師の教育が進んでいけば、チーム医療は広がっていくと思います。近頃、ずいぶんよくなりましたよ。ほんとに目立ってよくなったと思っています。

# ホスピス・緩和ケア

―ビハーラ病棟から―

大嶋健三郎

おおしま・けんざぶろう　1976年生まれ．昭和大学医学部在学中，ホスピス・緩和ケア医を志す．2002年に卒業後，昭和大学耳鼻咽喉科学教室にて頭頸部がんの緩和ケアの研究・実践を行う．2012年より，あそかビハーラ病院の院長を務め，医師，ビハーラ僧を育成．昭和大学，滋賀医科大学で医学生の緩和ケア教育に携わる．大学病院の緩和ケアを考える会世話人，日本死の臨床研究会世話人，長岡中央綜合病院緩和ケアチームアドバイザー．

## 死に逝く人に何ができるか

あそかビハーラ病院は、京都の城陽市にあります(「あそか」は無憂樹《むゆうじゅ》のサンスクリット語)。平屋建ての建物で、ホスピス・緩和ケアを毎日行っています。ホスピス・緩和ケアは何のために行う医療なのか。六〇代の、がんで下半身が麻痺《まひ》した患者さんから「先生、こんな状態で生きている意味を感じられない。もう終わりにしてくれないか」と言われたことがあります。私はこの言葉に答えを見つけ出すために、この仕事を続けているように思います。

だんだん身体の状態が悪くなっていく。痛みや苦しみが増えて動けなくなっていく。そんな時に大切なものはなんでしょうか。患者さん・ご家族のアンケートの結果は次のようなものでした。

身体的、心理的に苦痛が少ないこと。
望んだ場所で過ごせること。
希望や楽しみがあること。
家族と良好な関係であること。

自立していること。

人として尊重されること。

人生をまっとうしたと感じられること。

家族や他者の負担になりたくないということ。

以上が、たくさんの人が共通して、望まれていることとです。人によって大切なものが異なることもあります。「自然な形で亡くなることが大事だ」と思う人もあれば、「納得するまでがんと闘いたい」と思う人もいます。そして残り少なくなった時間を「信仰を持つことが大事だ」と思う人も、「死を意識しないで過ごしたい」と思う人もいます。「残された時間を知って準備をしたい」と思う人もいます。

よくホスピスは「死に場所だ」と言われます。「あそこに行ったら死ぬ時だ」と。私はそう考えていません。がんで死に逝く人たちは、死の瞬間まで生き抜く人たちです。確かに多くの場合、ホスピス・緩和ケア病棟は、死に場所になります。しかしそれ以上に、最後の瞬間まで生き抜く場所でもあるのです。そしてホスピスのスタッフは、死が訪れるまで、その人らしく生きて欲しいと願っています。ホスピス・緩和ケア病棟とは「知識と技術と心をもってチームで手助けをするところ」であると考えているのです。

今、あそかビハーラ病院には、私や他の医師、薬剤師、看護師、メディカル・ソーシャル・ワーカー（MSW）、栄養士、看護助手などさまざまな職種とボランティアさんがいます。その中に、浄土真宗本願寺派の僧侶が三名常駐し、ビハーラ僧と呼ばれています。加えて研修中の僧侶が二名から五名ほど。患者さん・ご家族のために、僧侶と医療者、ボランティアが協働して、日々緩和ケアを行っています。緩和ケアはWHO（世界保健機関）で定義されていますが、要約すれば「つらい病気で苦しんでいる患者さんとその家族のQOLを向上させるためのアプローチ」です。QOLはクオリティ・オブ・ライフの略で、人生の質、生活の質と訳されます。

私たちの病院にいらっしゃるのはがんの患者さんがほとんどです。人間が病気で死に逝くとき、苦しくないわけがない。その苦しみは死に向かい、徐々に悪化します。体の苦しみも増えていくけれど、こころの苦しみも同じように増えていきます。その苦しみをどれだけ減らせるか。減らすための対応を行うことが、ホスピス・緩和ケアです。薬剤使用などで医療的な減らし方もありますが、手で触れること、話を聞くこと、寄り添うこと、支えることでも減らせます。医学が進んでいない時代に、人が死んでいくとき、家族は手を握ったり、体をさすったり、ちょっとでも楽に水が飲めるように体の位置の工夫をしたりしました。それらすべてがホスピス・緩和ケアの土台であると思います。

身体の苦しみ・痛みは病気による大きな苦しみの一部です。そして、身体の痛みは、こころの苦しみと絡み合って存在します。こころの苦しみを無視して、薬剤・酸素療法など科学的に対応する医療技術だけを駆使しても、身体の苦しみ・痛みのすべてを取り去ることができるわけではありません。身体の痛みをとる場合でも、患者さんに信頼してもらえなければ、痛みは和らげられないのです。こころに向き合い、あきらめず、可能な限り多くの苦しみを取り去らなければ、私たちの存在意義が無くなってしまうのです。

患者さんは、いろいろなことに傷ついています。頑張っても、頑張っても治らない病気で、「なぜ自分だけが、こんなに苦しまなければいけないんだ」と見捨てられたような気持ちを抱えて過ごしてきたのです。私たちができることは『絶対死ぬまで見捨てないぞ』という意思を示すことなのです。患者さんは、もちろん、治りたいのです。私も奇跡が起きて治るなら、治って欲しいです。でも、終末期にがんが消えるような奇跡は起きないです。治るような奇跡が起きたのを、私は見たことはないです。

私は、初めてあそかビハーラ病院に来院された患者さん・ご家族に「あなたの状況はわかる範囲ですべてお伝えします」と言います。やがて死ぬこともそのまま伝えますし、残された時間が限りなく短いことも、どんなふうに死んでいくかもすべて伝えます。もちろん、患者さん

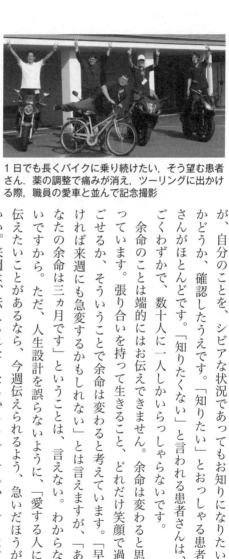

1日でも長くバイクに乗り続けたい，そう望む患者さん．薬の調整で痛みが消え，ツーリングに出かける際，職員の愛車と並んで記念撮影

が、自分のことを、シビアな状況であってもお知りになりたいかどうか、確認したうえです。「知りたい」とおっしゃる患者さんがほとんどです。「知りたくない」と言われる患者さんは、ごくわずかで、数十人に一人しかいらっしゃらないです。

余命のことは端的にはお伝えできません。余命は変わると思っています。張り合いを持って生きること、どれだけ笑顔で過ごせるか、そういうことで余命は変わると考えています。「早ければ来週にも急変するかもしれない」とは言えますが、「あなたの余命は三ヵ月です」ということは、言えない。わからないですから。ただ、人生設計を誤らないように、「愛する人に伝えたいことがあるなら、今週伝えられるよう、急いだほうがいい。来週は、伝えられなくなるかもしれませんから」とは言います。

その後、時間を取って、どんなふうに生きてきたのか、病気になってからどんなつらさがあったのかを、お聞きします。人生の振り返りを、一緒にするのです。若い時に何をされていた方なのか、その中でどのようなことが人生の喜びだったのか、こうしたことから、残り少ない時間をどのように過ごしていただくか、私たちがどのように支えようか、を考えます。医者として関わると同時に、人と人との関わりからスタートするのです。人と人の関わりなので、患者さんが亡くなるまで、私は患者さんを看ながら、患者さんに見られ続けるわけです。私がごまかしであるとか、嘘をつくとか、人を人として扱う態度が不遜《ふそん》であったりすれば、すべての関係は崩れ去ります。信頼は、最初に築いて、その後、積み重ねていくものなのです。そうしたことが痛みを取り除く第一歩です。

## 最後の野球

三七歳の男性の話です。彼は、私が東京の大学病院でお別れをした患者さんです。彼は、肩に痛みを覚えて、大学病院の整形外科を受診しました。痛み止めと湿布を処方され帰りました。ところが、その数週間後に夜も眠れないほどの痛みになってきます。そこで画像の検査をしたところ、肩の骨にがんが転移しており、それが痛みの原因であるとわかりました。詳しく調べると、骨、肺、肝臓など全身に、がんは無数に転移していることもわかりました。そのほかにわかったのは、彼の余命が早ければ一ヵ月程度であるということ。あまりにも状況が悪いので、治療に抗がん剤を使えば、命を削ってしまう可能性が高く、抗がん剤治療を避けるべきとされる病状でした。

彼は自営業で、ご家族は奥様と子どもが三人。一番下の子が幼稚園でした。私が彼にその厳しい事情を話すことになりました。そんな時に必ず患者さんに確認をします。「あなたの病気は、もしかしたらかなり悪いものかもしれないけど、それでも、病状は自分でお知りになりたいですか」と。彼は、「自分のことは知っておきたい。悪いなら、自分は、より知らなきゃいけない」ということでした。私も、彼も泣きながらの話し合いでしたが、その中で、彼は、ひとつの結論に到達します。「死ぬしかないのはわかった。しかし、自分は子どもたちの父親として、一度もこの病気と闘わずに死ぬわけにはいかない。自分の闘っている姿を子どもに見せておきたい」。それが彼の考えでありました。

しかしながら周囲の反対に対する私の力不足で、大学病院で彼の願いをかなえることはできませんでした。「ガイドライン上、駄目なのだから抗がん剤は使わないほうがいい」と。患者さんと私は、他の病院の医師にお願いする道を選びました。患者さんと奥様は、抗がん剤治療で命が縮まっても構わないという同意書にサインしました。悪い病状で抗がん剤を使うため、出てくる副作用のコントロールに私も協力することになりました。余命一ヵ月ほどと思われていたのですが、その後、彼は、六回抗がん剤治療を行うことができて、九ヵ月生き抜きました。

彼は、もともと高校球児で、一番大切なものは家族、二番目は自分の青春のすべてを捧げた野球や仲間だ、と言っていました。二回目の抗がん剤治療を終え、少し痛みが落ち着いている時でした。仲間たちと人生最後の野球の試合を行いたい、と希望されました。腰の骨にかなりひどいがんの転移があり、バットを振った瞬間に腰椎が折れてしまう可能性がありました。最悪の場合、その場でショック死をする可能性もありました。医学的には、野球はやめたほうがよいとするのが正解だったかもしれません。でも、その危険性を承知のうえで、彼と奥様は、人生最後の野球を選択されました。私は条件を出しました。バットは振らずにバントで我慢すること。でも、彼はフルスイングしました。危険だとしても、人生最後の打席はフルスイングしたい、それが彼の人生で大切なことだったのです。この直後、彼は痛みで地面に倒れ込み、追加のモルヒネで痛みが和らぐまで、三〇分ほど起き上がれなかったそうです。幸運なことに彼の腰椎は折れずに済み、彼は死ぬまで彼らしく生き抜いていきました。

私は医療の都合で、患者さんの人生を左右するのが正解だとは思いません。患者さんの人生は、患者さんの人生です。もし、危険性の説明を受けても、その危険性を承知のうえで、人生にとって大切なこととして希望されるのならば、私に残される道は、それを許可し支えることだと思います。われわれのような、死に寄り添う仕事にとって大事なことは、「向き合うこと」と「逃げないこと」です。でも私たちであっても、逃げ出したい時もあります。しかしながら私たちが、向き合うことから逃げ出してしまえば、死を前にした患者さんは、支える人を失うことになります。医療の都合で決めずに、患者さんの人生に少しでもよい時間を、そういうふうに思い願っています。

## 宗教者が寄り添うこと

キリスト教が運営しているホスピス・緩和ケア病棟は、日本にも数多くあるのですが、仏教が主体的に関わり運営されているところはわずかです。僧侶が常駐する病院は、わずか二ヵ所です。ひとつは、新潟県の長岡西病院に、多くの宗派が関わり、作られたビハーラ病棟があります。

もうひとつがあそかビハーラ病院です。ホスピス・緩和ケアを専門とする医師は、ほんとうに少なくて、京都でも一〇年以上この道を歩んだという医師は、数人しかいません。あそかビハーラ病院も開設以来、技術を持った緩和ケア専門の医師が見つからない状況でした。運営も、僧侶との協調も、あまりうまくいっていませんでした。私は三年間、顧問で月に二回勤務し、その後二〇一二年から院長として、常勤になりました。今後も長い間、大学での臨床・研究を続けていくことを考えていましたが、その道を覆《くつがえ》してここに来ました。医療と仏教が融合するチャンスを、潰《つぶ》してはならないと思ったからです。

西本願寺の僧侶の花岡、山本、田丸（前任である永江僧侶の勇退後、スタッフに加わる）が、常駐するビハーラ僧の三名です。この三名と「患者さん・ご家族にとってよいことは何か」、「僕が（医療スタッフが）見落としていることで、僧侶が気づくことはないか」、「僧侶が見落としていることで、僕が（医療スタッフが）気づくことはないか」を、日々話し合いながらやっています。江戸時代以前は、多くの僧侶が医療を施していました。薬を分け与え、助言を行い、亡くなる人の傍《かたわら》で恐怖を和《やわ》らげたりしていたのです。あそかビハーラ病院での僧侶の役割は、新しいことのように映りますが、昔の姿に回帰しているように考えています。

私の師匠は、高宮有介医師（昭和大学医学部医学教育推進室）です。日本で初期から緩和ケアを専門に行ってきた、数少ない一人です。高宮医師は最初、外科医となります。当時、がんの痛みへの対応はホスピス・緩和ケアも浸透しておらず、困難なものでした。高宮医師は、英国ホスピスへの留学を決意します。周囲の医師や親族から、「緩和ケアは敗北の医学だ。医師の仕事ではない」と猛反対をされます。しかし、誕生をみる産科医がいれば、看取りを専門とする緩和ケア医がいてもいいはずです。「少なくともがんの痛みを我慢する必要はない」と考え、船医のアルバイトをしてお金を貯め、英国へ渡ります。そして、ホスピス緩和ケアのこころ・技術を身に付けて帰ってきて、日本の大学病院としては、初めてのホスピス・緩和ケアチームを昭和大学で始めることになります。新潟の長岡西病院ビハーラ病棟(日本で最初のビハーラ病棟)の顧問を高宮医師が務めており、弟子の私もあそかビハーラ病院に着任するご縁となったのです。

師から教わった、緩和ケアにおける大切な言葉があります。「Not doing, but being」、和訳すると「何かをするのではなく、傍にいることが大切」となります。この言葉を理解するための「赤い毛布」という逸話があります。ホスピスで胃がんの患者さんが大量の吐血をし、シーツが真っ赤に染まりました。容態の急変で数分から数十分後に死ぬ可能性を意味します。看護師は、血で染まったシーツを新しい白いシーツに替えました。ですが、ほどなくまた血を吐いてしまわれました。目前に迫りくる死に対して、看護師が次にとった行動は、シーツを替えるため部屋から出たり入ったりすることではありませんでした。赤い血が目立たず、患者さんの不安が少しでも和らぐように、赤い毛布で彼をくるみました。そして肩を抱いて、最後の息を引き取るまで、彼の傍に寄り添いました。傍にいること、寄り添うことは、緩和ケアにおいて、もっとも大切なのです。

もうひとつは、「暗闇を罵《ののし》るのではなく一本の蠟燭《ろうそく》に火を点そう」という言葉です。患者さんを取り巻く環境には、残酷なことが数多くあります。どこから手を付ければよいか、患者さんに笑顔を取り戻せるのか、わからない時も多々あります。でも、できるのは、まず、できることから始めることです。あたたかい言葉をかけることもそうです。痛み止めを飲んでいただくこともそうです。目の前で苦しんでいる方のために、まずできることをひとつひとつやっていく。ホスピス・緩和ケアでは、いつもいつも、その繰り返しです。

緩和ケアの技術は大変むずかしいものです。診療拠点病院のアンケートでも、身体の痛みがとれて満足している患者さんは、半分に過ぎません。こころの痛みやその他の痛みとなれば、もっともっと満足度は下がるわけです。ホスピス・緩和ケアをもっともっと発展させ、周囲やスタッフを教育していくことは、医療者の使命です。それと同時にあそかビハーラ病院は、患者さんをもっと楽にするために、医学を超えてできることを、宗教者といっしょに創り上げていこうとしています。一般には医療者だけがチームと考えがちです。あそかビハーラ病院は、医療者と僧侶、ボランティアでチームを組んでいますが、それですべてではないのです。私たちは、患者さん・ご家族といっしょにチームを組み、患者さんが死に逝く際に、少しでもよい時間を過ごせるよう努めています。それがわれわれのチーム医療なのです。私自身は、仏教にもキリスト教にも関心がありますが、宗教的なバックボーンの偏りはありません。しかし、あそかビハーラ病院で、患者さんの苦しみに寄り添い、死の臨床に立ち会い続ける思いは、医師も僧侶も同じです。ビハーラ僧が布教活動ではなく、自らの宗教者の生き様として大事にしているものを私も大事にしたい。そんなふうに考えています。

## こころを開く

四〇代の女性の患者さんの例です。独身の女性でした。もともとは、明るい方で仕事仲間にとても慕われていたそうです。子宮がんから、腰の骨に転移して下半身が麻痺していました。ほとんどの時間をベッドの上で過ごしますが、それはとてもつらいことです。動けない上に、感覚がなくなってしまい、便も尿も、出ているかどうかが、わからないわけです。臭いがしてくるとナースコールをして、看護師が下半身を綺麗に拭きオムツを替える。それが一日に何回も繰り返されます。入院した際、余命は二ヵ月程度と思われました。ホスピスでは、音楽会や介助での入浴など、いろいろなことができます。そのすべてを、彼女は断りました。昼間は人を寄せ付けず、お見舞いの方も断り、家族とも喧嘩《けんか》の日々でした。でも、夜になると何度も看護師を呼び、「もうこんなにつらいなら死んでしまいたい。早く終わりにして欲しい。こんなの耐えられない」と、毎晩毎晩、泣きながら訴えました。

でも、私たちは、「そこからできることがある」と、いつも思っています。患者さんのそばにいることはできます。安易な励ましをせず、そっといることもあります。患者さんから「もう早く死にたい」と言われるのはよくあることです。でも、私たちは「そんなこと言わないで頑張りましょうよ」とは言いません。患者さんは、もうそれまでに頑張りきれないほど頑張ってきています。その人に「頑張ろうよ」っていうのは、時としてナイフで胸を抉るような残酷な言葉です。私は、こんなふうに言うことが多いです。「早く死にたいぐらい、つらいお気持ちなのですね」。「死にたい」とまで言ってしまう、その奥にあるつらさに気づくことが大事です。

「昨夜眠れませんでした」と言われたら、睡眠剤を増やすのは正解のひとつです。しかし「それは、つらかったですね」と言って寄り添うことが大事なのです。「この先、どうなっていくか、心配で眠れなかった」、「なぜ、私が死ななければならないのでしょうか」、「私は、死んだらどうなるのですか」、「私の生まれてきたことに意味があったのでしょうか」と、患者さんには、さまざまな思いがあります。患者さんは、これらの質問の答えが知りたいわけではないのです。「これくらいつらいんだ」という気持ちを言われているのです。私たちは、コミュニケーション技術を駆使して向き合いますが、それで解決できないこともあります。時にはこんな言葉をかけることもあります。「何かお気持ちを支える言葉をかけたいのですが、よい言葉が見つかりません。申し訳ない。でも、もう少しそばにいさせてください」。

私だけではなくて、僧侶であり、看護師であり、みんながこういう関わりをします。その中で多くの患者さんたちは、変わっていきます。下半身麻痺の彼女も入院して三週間後、初めて「お風呂に入ってみます」と言ってくれました。お風呂に入った日に、そのまま病院のガーデンテラスに出てお茶会をしました。その日を境に、それまで受け入れなかった友人などのお見舞いを受け入れ、家族との喧嘩を解消し、穏やかな時間を過ごされて亡くなられました。最後の時間でしたが、こころの扉を開くことがわれわれの最初の、最大の仕事です。

## 今を作る

余命予後をどう伝えるかはむずかしいことです。希望がなければ、絶望だけになってしまう。患者さんに残りの時間を「一ヵ月です」などと言ってしまえば「あと二週間、あと七日」と日めくりカレンダーのように考えてしまいます。伝えるのは時間ではなくて、やりたいことを先延ばしにしないよう、お伝えします。来月には、身体が動けない可能性があるから、今月のうちに、動けるうちに予定を立てていただきます。ほかにも旅行に行っておこう、家族と食事に出かけよう、お墓参りに行こう、などです。

あそかビハーラ病院のカンファレンスの中に出た患者さんの例です。残りの時間をどう楽しく過ごしてもらえるかを考え、看護師が、お正月のメニューを作ろうという提案をしました。患者さんの病気は大腸がんです。人工肛門となり、衰弱でベッドから降りられない状態です。もう手の尽くしようがないと前の病院で説明を受け、あそかビハーラ病院にいらっしゃったのです。そのように悪い状態でしたが、食べることに、とても意欲があったのです。がんも二系統あって局所が悪くなり急変するか、全身がだんだん悪くなり衰弱していくか。彼の場合は、前者で、大腸の下のほうでがんが暴れて腸が詰まり、動かなくなり腸閉塞を起こしていました。全身の衰弱は深刻ではありませんでした。食欲もまだあるし、食べられる。お腹も空くし、「食べたい」という欲求もあります。もちろん、薬を使わなければ、痛みもありますし、お腹もパンパンに腫れあがり、食べられないのです。でも、緩和ケアで症状のコントロールがつけば、食べることができるわけです。

この患者さんのために何をしてあげられるかという話し合いの中で、二週間後のお正月を待ちわびている彼のために、いっしょに話し合いながら、好きなメニュー作りを家族と行う、という計画になりました。残される家族にとって、いっしょに話し合った結果が残ることはとても大切で、意味のあることです。考えたメニューを彼が食べられる確率は、五分五分だと思っていました。それまでに悪化して亡くなる確率が高かったのです。でも、「今をどうするか」は、私たちにとっても患者さんにとっても、すごく大事な問題なのです。

哲学者の先生から「人間は過去の自分があって、そこから繋がる未来を想定することで、今を仮定している」と教えていただいたことがあります。近未来に目標点があれば、「今」に意味があるはずです。でも、自分は死んでしまうから、未来が無いとなったら、「今」さえその意味を失ってしまいます。私は、患者さんの近未来に目標点を作ることが大切と考えています。そうすれば、「今」を生きる意味が出てきます。それは、ご家族もいっしょです。愛する人が死んでしまうのに、何にもできることがない。だったら今の苦しい時間は、何のためなのだと思うでしょう。だからこそ、私たちのほうで患者さんのニーズを汲み取り、患者さん・ご家族といっしょに、近未来に目標点を作ることができたら、ご家族にも「今」の意味が出てきます。患者さんのニーズがどこにあるかを汲み取ることが、私たちの仕事だと思うのです。そのために常にアンテナを張り巡らせる。自分の情報では足りず、看護師や僧侶や栄養士、みんなの情報を持ち寄りながら、チームで作りあげていく。「今」を大事にする、これが大切なのです。

## なぜ医者に

患者さんは別に哀れな人でも、弱い人でもないと思います。患者さんは、今、病気なので、私は医師として関わっていますが、あたりまえですが、人と人です。患者さんがやりたいと思われたことを支えさせていただき、いっしょに泣いたり笑ったりしてきました。患者さんを裏切らないし、妥協もしない。そこには、職業倫理が必要です。多くの患者さんは医療に不信を持っています。わかる気がするのです。医師は病気を診てくれるけど、患者を見てないことが多いのです。患者さんは「私は、病気だけど、他の多くの病人の一人ではない、私なんだ」「聞いてほしい、理解してほしい」と思っています。あたりまえのことですが、ホスピス・緩和ケアで患者さんを、流れ作業で見てはいけません。この仕事は命がけです。一人ひとりの患者さんは、みんな愛する・愛される人であるはずです。「患者さんを裏切らず、一生を貫かなきゃいけない」というのが、私が医者になる時にこころに決めたことです。

こう考えるのは、ひとつは生まれつきかもしれませんが、医者になった背景にもゆえんがあります。私は、志望した国公立大学の医学部に合格できず、私立大学出身です。私大の医学部には、高額の学費がかかります。私の親父は普通のサラリーマンでしたから、両親には大層苦労をかけ、医大を出してもらいました。奨学金もフルに借りました。祖母が残してくれた駐車場があり、一時的な借金も頼めました。人の繋がり・支えのおかげで運よく、医者になれたのです。経済状況から言えば、私は医者になる人間ではなかったかもしれない。それでも私が医者になれたことに、何か意味がある、と感じたのです。そのため、私は患者さんを裏切ってはいけない、そう考えながら医学生そして医師として歩んでいます。振り返ると、母校昭和大学での師匠・高宮有介医師との出会い、そしてお世話になったさまざまな方々との出会いに導かれ、今、私はホスピス・緩和ケア医を務めています。

ホスピス・緩和ケアの現場にいると、使命感というか、自分の生まれてきた意味がここにある、と強く思うのです。たくさんの医学書を読み、勉強し、薬剤も緻密に緻密に使います。努力して、やれる限りやります。それが私のやり方だからです。でも、目の前で起きることは、自分にはおよびもつかないことがたくさんあるのです。それは自然なことであると思います。それでも徹底的にかかわれる限り、かかわります。そういう意味で、完璧主義者でありたい、と思っています。

二〇一二年六月、あそかビハーラ病院の院長に就任しました。ともに働くビハーラ僧から、

「医師との間に、協働の関係を築けるようになった」と、信頼を寄せてもらっています。けれども、厳しすぎてついていけない、仕事は楽しくしたい、と辞めたスタッフもいます。自分は、自己犠牲があたりまえだと思う、しかしそれを他の人に要求するというのが……むずかしいことです。自分の時間を削ってやってほしいとまでは思わないけれど、少なくとも勤務時間内は妥協せずにやってほしい、そう思っています。

患者さんとご家族にとって、あそかビハーラ病院は穏やかで落ち着いた場所です。しかし働いているわれわれにとっては戦場です。入職希望の人には、それを知ってもらい、勤務するかどうかを決めてもらっています。面接で「僕は、滅茶苦茶恐いし、君たちにも多くのものを期待する。相当な努力しないと続きません」と、伝えているのです。ひとつでも「あの時やっておけばよかったのに」という後悔を残したら、患者さんはもう亡くなっており、取り返しがつかないのです。少なくとも組織として、妥協しないものを作っていかなかったら患者さんに対して失礼です。われわれは、これでお金をもらって生きています、これでご飯を食べさせていただいているわけですから、職業として患者さんに尽くすのは、当然だと思います。それが務めだと思っています。そういう仕事なのです。

あそかビハーラ病院で、僧侶と医療者がともに思いを込めて、お看取りできる患者さんは、年間三〇〇人程度です。全国にがんで亡くなっていく方は、大勢います。その中のたった三〇〇人に過ぎないのかもしれません。でも、少なくともこの三〇〇人にとっては、意味があることだと思っています。

# 被災地に学ぶ

川島　実

かわしま・みのる　1974年生まれ，京都大学医学部在学中にボクシングでプロデビュー．大学は卒業．2000年度西日本新人王．2003年引退．戦績は15戦9勝5敗1分け．引退後，自給自足をめざして僻地で農業を始めるが，ここで僻地医療と出会い，2006-2011年，徳洲会グループで，沖縄・山形の病院で研修．震災後，被災した気仙沼市立本吉病院と関わり，2011年秋から2014年春まで院長を務める．現在は京都の高雄病院に勤務．

## なぜ被災地に

二〇一一年三月一一日、東日本大震災発災の日、私は山形県の庄内地方で働いていました。住まいは酒田市です。奈良県出身で京都大学を卒業した私が東北の地に暮らしていたのは、徳洲会という病院グループで働いていたからです。

学生時代からボクシングにのめり込み、通常の卒後研修[*1]を経験しなかった私は、プロボクサー引退後、学生時代の先輩の「医者は救急ができなあかん」という言葉を思い出し、その先輩が勤めていた徳洲会の門を叩きます。そこで救急医療を勉強しながらも、稲作や田舎暮らしに未練があったので、グループ内で米どころ庄内平野の真ん中にある庄内余目《あまるめ》病院に異動したのです。

ここで、ちょうど三年間の家庭医の勉強を終えようとしているところでした。

実際には家庭医を名乗っていても、院内では少数派で、近くに先達もおらず、研修先のほかの病院では「家庭的な父親に憧れて家庭医になりました」と自己紹介して医局会の失笑を買っていました。家庭医とは何か、私は何者か、と自問自答し続けた三年間でしたが、一年に一〜

二回、学会や勉強会で、家庭医と名乗っている先輩や、家庭医をめざす仲間と話す機会があり、さまざまな刺激を受けてモチベーションを維持していたのを覚えています。こんな家庭医の卵のような状態の私を、震災が襲ったのです。

津波は来なかったものの庄内でも震度5弱の揺れを観測し、町は停電しました。あの真っ暗な夜は忘れることができません。私のところは、電気は二四時間程度で回復しましたが、今度はガソリンがない。数日に一度、どこかのガソリンスタンドが営業を始めると、長蛇《ちょうだ》の列ができる。日本の田舎は車社会で、車がないと買い物も出勤も、子どもの送り迎えも、とにかくどこへも行けないのです。行列しなくてもガソリンを入れられるようになったのは、三月の終わりごろだったでしょうか。

ガソリンが戻ってくると、庄内では比較的平常通りの生活ができるようになりました。自分の職場も落ち着いてきた四月の後半、当時、三陸沿岸にいくつかの拠点を設けて医療支援を続けていたTMAT（NPO）という徳洲会の災害援助チームに応募して、仙台本部から気仙沼の救護所、本吉《もとよし》病院に派遣されました。

いざ自分の足で津波被害の現場に立った私は、被災地の惨状に打ちのめされました。削られた山、はぎ取られた道路、散乱する瓦礫《がれき》、遺体を捜索する自衛隊。灯りのない町を連なって通っていく他府県ナンバーの警察車両。寒い病院でジャージや災害援助隊のジャケットを着て働く医療スタッフ。検査機器もない薬もない、暖房もない、水すら出ない病院で、何の不平も言わず働くスタッフと、「ありがとうございました」と言って帰ってゆく患者様には、感動の念を禁じ得ませんでした。

庄内余目病院に帰ると、私は報告会で、被害が甚大で継続的な支援が必要なこと、山形県は被災地の隣県として支援の拠点になるべきことを訴え、職員一同の賛同を得たうえで、翌月から毎週金曜日にボランティアとして本吉に通うことになりました。毎週通っていると、本吉病院が地域にとても必要とされていること、そして医師の確保が困難を極めていることがわかってきました。

また同時に家庭医の卵として、もし地域唯一の医療機関で経験ができれば、とても自分を成長させてくれる仕事であるのではという予感もありました。

結局、半年間ボランティアとして通った後、上司の反対も家族の反発も友人の忠告もすべて押し切り、家族を酒田に残して本吉病院に赴任しました。

この病院の働く場としての魅力は、病院スタッフが震災をともに乗り切った仲間であること、地域の人々が口々に協力を申し出てくれること、日本中から次々に意識の高い地域医療の先達がボランティアとして現れること、そして気仙沼港であがる、他では食べられない、おいしい魚が口に入ること、さらに地域の保健師が、震災翌月から北海道と東京都の支援を受けて全戸訪問をくりかえすなど活動的であることが挙げられます。

後に保健師との協働で、被災地で深刻化したアルコール問題に対処するため地域の断酒会を立ち上げたり、発達障害の子を持つ家庭や学校をサポートするために日本小児神経学会の援助でペアレントトレーニングを普及させたり、認知症のお年寄りを持つ家族の懇談会を始めたりと、家庭医として視野が広がりました。

## 本吉病院の復興

本吉病院は三八床で、地方でよく見かける国保病院でした。震災の二年前の市町村合併で本吉町が気仙沼市に合併され、気仙沼市立となっています。

二階建てで、一階が外来、検査、レントゲン、厨房《ちゅうぼう》、二階が病棟となっていました。しかし津波で一階部分が天井近くまで浸水し、一階の機能すべてとエレベーターが使えなくなりました。私が院長として赴任した二〇一一年一〇月当時は、一階部分が地域住民の手作業で清掃され、津波が来たとき、ちょうど二階にあったため残ったポータブルのレントゲンと、業者や東北大学から借り受けた血液検査、エコーなどの機器を使って外来診療をしていました。病院の厨房は泥をかぶったままの状態で、病棟は稼働できず、二階はスタッフの居住スペースとなっていました。

私が就任したころには、各地で医療ボランティアが解散し、おそらく一時的に医療ボランティアの数が多くなっていたものと思われます。本吉病院は、このようなボランティアの受け皿としても機能したのでしょうか。日本中からボランティアの医師が集まる場所となり、日々、病院二階の談話室では、被災地の復興について、日本の医療の明日について、さまざまな意見がかわされました。医師として駆け出しの私には、ものすごい刺激になりました。

院長がただ一人の常勤医という形で仕事を始めましたが、最初の半年は日本プライマリ・ケア連合学会から後期研修医が交代で支援に来てくれました。現在も続く、自治医科大学卒業生有志の強力なサポートもありました。新年度からは、仙台出身で、島根県浜田市の国保診療所連合体の立ち上げからかかわった齊藤稔哲《としあき》医師が副院長として赴任されました。

こうして、被災して一時は医師ゼロとなった本吉病院は、常勤医、ボランティア、研修医を合わせると、常に四〜五名の医師を置く病院になってゆきます。

サービス面でも変化がありました。震災前は内科単科の病院で、子どもも、怪我《けが》も、診ることができなかったのが、震災をきっかけに、徳洲会を始め災害医療のボランティアチームが入れ替わり立ち替わり現場を支えたので、いわゆる一次救急、来られた人はどのような病気、怪我でも診るという体制になり、私もこれを引き継ぎました。

そして、「家庭医です」「総合診療です」と言っても、地域住民には通じないので、「内科・外科・小児科・整形外科・精神科」の看板を出しました。

私が赴任した当時は、施設が被災したままの状態だったので病棟は使えませんでした。夜間に訪ねて来られた具合の悪い患者さんを、朝まで外来で休んでもらうというのは時々ありましたが、一日以上の入院が必要な場合は、市内の基幹病院や、隣接する岩手県一関市の藤沢病院にお願いしていました。私たちが病棟を再開できるのは、震災からちょうど二年後の二〇一三年三月でした。

## 本吉の在宅診療

赴任当時、病棟は使えませんでしたが、震災前には地域になかった在宅診療を始めました。最初は、後で述べるボランティア団体が本吉地域で看ていた五〜六名を、本吉病院が引き継ぐという形で始めました。その月に、一件目の在宅での看取りを経験します。おそらく地域では近年になかったことなのでしょう。最期まで看病されたご家族は、遠方の親類に「なぜ病院にも連れていけなかったのだ」と責められたといいます。

死というのは文化なのだ、お家で最期を迎えるには文化の変容が必要だと思い知らされた出来事でした。けれども信念を持って続けたところ、一年目で三七名をご自宅で看取ることができました。在宅診療の件数は地域のニーズを反映して伸び続け、私が退職した二〇一四年春には一三〇件を数えるまでになりました。

この本吉地区の在宅診療が、ここまで普及するにはいくつかの幸運や要因がありました。

私は徳洲会の総合診療科で、救急外来として診察して、入院が必要な患者さんは病棟で診て、退院後は在宅でフォローするという、切れ目のない医療を実践していました。高齢者に継続的な医療を提供するには、在宅診療が必要だという経験があったのです。

そのため新しく赴任した病院で、それまでなかった在宅診療をどう始めるか、悩んでいました。ところが、期せずして本吉の在宅診療は始まります。

震災直後から気仙沼市には、多くの医療系ボランティアが入っていました。震災後に停電が長引いたため、床ずれ予防マットがすべて止まり、多くの寝たきりのお年寄りが重症の床ずれを患いました。この人たちを在宅で診ていた在宅医中心の多職種ボランティアチームがあったのです。彼らは本吉地区の寝たきりのお年寄りも診ていました。

このチームが震災から半年たった二〇一一年九月に解散することになり、彼らが本吉地区で診ていた患者さんを、本吉病院が引き継ぐことになったのです。五名の寝たきりのお年寄りのために在宅の現場でボランティアチームから引き継ぎを受け、本吉病院の看護師たちが、自分たちでケアするためにさまざまに工夫するのを頼もしく思ったものです。

五件で始まった在宅診療は半年で一〇倍の五五件に増えます。これには二つの要因がありました。

一つは、通院困難なお年寄りが多くいたことです。

お年寄りを病院に連れて来るのが大変なので、家族が「いつもの薬」を取りに来るのです。これは大変危険なことです。本人を診察せずに、薬物を投与することになるからです。私たちは、薬だけ取りに来る家族に、本人を診察せずに処方することはできないこと、通院が困難な場合は私たちが家まで診察に行けることをくりかえし説明しました。最初は戸惑う家庭が多かったものの、間もなく訪問診療を希望する家が増え始めました。

もう一つは、復旧工事が進まず、病棟が使えなかったことです。

唯一の医療機関として、震災前の本吉病院の病床は、看取りのベッドとして機能していました。これが津波被害で使えなくなったのです。住民は死に際に、死ぬために山を越えて隣町まで行って入院するか、在宅診療を受けて自宅で最期を迎えるかという二者択一を迫られました。私は、常に協力者である地域の代表たちにお願いして、各地区で、自宅で最期まで過ごすことが可能であること、死ぬためにわざわざ入院する必要がないことを説いて歩きました。

その後、七〇件台でこれ以上は増えないように見えていた在宅診療件数が、再び増加に転じたのは、震災からちょうど二年たった二〇一三年三月一一日に、ようやく復旧工事が終わり、病棟再開にこぎつけたのがきっかけでした。

入院したお年寄りが自宅へ退院するのは、本人も家族も不安なものです。そこで、急性期病院に入院した患者さんが、急性期の治療は終わったのだが、家に帰るのは不安だという時期に、本吉病院に、まず転院してもらえるようになったのです。

そして本吉病院で入院している間に、お家での過ごし方を、家族と私たち医療スタッフ、ケアマネジャー、ヘルパー、介護ベッドなどの福祉用具の会社の人、施設の介護士や、口腔ケアと摂食嚥下《せっしょくえんげ》障害のサポートを担当する歯科チームなど多職種で話し合い、問題点と方向性を共有しました。

多職種による協働は本吉地区の大きな財産になっており、強力に自宅への退院をサポートしています。いまも日常的に勉強会やカンファレンスが持たれています。

急性期病院で、認知症のため、コミュニケーションが困難と言われていたおじいさんがいました。寝たきりで胃ろう栄養でした。当院に転院した後、口から食べて、手を引いて歩けるまでに回復し、自宅に往診した折には「ありがとう」と握手を求められました。彼をここまで回復させたのは家に帰りたいという思い、それから彼を家に帰したいという私たちの思いなのです。

## 教育の場としての本吉病院

人口一万人の本吉地区で唯一の医療機関として、家庭医の卵だった私が考えたのは、

1　医療の継続性
2　老若男女のすべての健康問題への対応
3　地域連携

が必要不可欠だろうということでした。

私が家族を庄内に残してまで本吉に赴任したのは、地域の医療を継続させるためでした。ですが、私独りの力ではいつまでもつか、わかりません。まず施設を維持するためには、安定し

た医師の供給が必要です。仙台から車で二時間、公共交通機関を利用するとそれ以上かかる僻地《へきち》で、通常の方法での医師の確保は困難です。医師も人間である以上、家族の生活や子どもの教育の問題を抱えており、都会のほうが便利だからです。

ところが振り返ってみると、現に赴任した私は、毎日毎日地域のすべての健康問題に対処して、必要な時は専門医のそろった市内の基幹病院に何でも相談できる。また地域に唯一の病院として、地域の行政や介護、教育機関とのやりとりもスムーズだ。何より住民にとても大切にされている。そのうえ日本中から駆けつける有能な医師群に刺激を受け、指導を仰ぐことができる。これは医師の卵にとっては、このうえない勉強の場なのではないか、と思うようになりました。

ちょうどこのころ、母校の京都大学が、地域医療の実習のために医学生を本吉病院に送り込んでくれることになったのです。関西を離れてしばらく経つ私には、懐かしい関西弁を話す、エネルギーに溢《あふ》れた若者が、入れ替わり立ち替わり次々と訪ねて来てくれるのは、何よりの支援に思いました。地元東北大学も、全国から学生を集めて、被災地の実習ということで、若者を現場に送ってくれています。

また、日本中から駆けつけた有能なボランティア医師たちは、職場では大きな病院の「院長」や「救急部長」、「研修委員長」などの役職についていることが多く、研修医の地域研修先に本吉病院を入れてくださいと、このとき知り合った医師たちに頼んで歩きました。今の臨床研修制度では初期研修医は一ヵ月の地域医療研修が義務づけられているのです。その結果、次年度から本吉病院に一〜二ヵ月交代の研修医が集まり始め、今では一年間途切れずに、多くの研修医が町に活気をもたらしています。

学生や研修医の指導が負担にならないのか、というご意見もありますが、むしろ若者の新しい知識や鋭い意見は私たちを勇気づけ、私たちのほうが勉強になるくらいです。地域を診る私たちの医療は、地域に育ててもらう医療、地域とともに育つ医療であり、一ヵ月間自由に、私たちの施設をはじめ地域を動き回ることで、地域の、そして被災地特有の問題を感じてもらい、あわよくば病院の戦力になってもらえばいい、くらいのスタンスなので、私たちの負担にはなりません。いちど見学に来た学生が、今度は医師として地域研修にくるというケースも現れ始めており、今後が楽しみです。

二〇一三年度からは、日本プライマリ・ケア連合学会の後期研修プログラムにも登録し、現在一名の後期研修医が近傍の各医療機関と連携を取りながら、地域で医療を学んでいます。東北大学からは二名の消化器内科専門医が、専門家として胃・大腸のカメラを担当しつつ、総合診療科の応援として病棟・外来・在宅で、ケガや子どもの診療にも携わってくれています。専門医にとっても総合診療の経験が、いつかどこかで活きればいいなと思います。

## 緩やかな循環

東北大学の先生と、気仙沼(僻地)の医師確保について話しあったことがあります。大学(中央)から見ると、どうしても気仙沼への赴任は、ほとんどの医師に敬遠されることになってしまうと言います。それは理解できるのです。大学というのは研究する場所であり、離れてしまうと研究から遠ざかってしまう。大学病院の医局員としては、キャリアに傷がつくと思うのでしょう。しかも先にあげたように、家族の暮らしや子どもの教育の問題もある。

しかし、私たちのように臨床、つまり診療を通じて地域を支える、街づくりにかかわる仕事の魅力は計り知れない。とくに現在の三陸沿岸部では、地域の復興を支えている実感が持てる。このような魅力を通じての医師確保の道はないのか。実際、本吉病院には切れ目なく学生や研修医が集まっています。

ただ、やはり問題になるのが、核になる院長の常勤医としての確保です。数ヵ月で交代というわけにいきません。数年の単位で働ける常勤医が必要です。私は単身赴任で二年半院長を務めたあと、家庭の事情で引退しました。長女の進学と父の介護が重なったからです。やはり医師にもそれぞれのライフステージがあり、僻地での長期間の勤務は、医師本人だけでなく家族にとっても負担が大きい。

私が引退できたのは、現在の院長、齊藤医師の存在があったからです。ただ、彼も仙台に家族を残して単身で赴任しており、現在常勤医は彼一人であり、次の院長候補としての常勤医の確保が課題です。継続的な医療を提供するために、まず副院長として数ヵ月から数年働いて、地域の健康問題や社会資源を理解したうえで、院長を交代する。できればこの時、次の副院長の目星がついているほうがいい。

人材としては、独身または小学校に上がる前くらいの子どもを連れた若い夫婦か、子育ても親の介護も卒業したご夫婦を想定しています。医師－患者関係を考えると、「長くいてください」「ここに骨を埋めてください」と言われることは信頼の証《あかし》であり大変ありがたいのですが、医療サービスの継続性という観点から見ると、一人の医師の人生をかけた仕事というのは、その人亡き後に不安があります。

地域包括ケアという考え方がありますが、地域の暮らしを支える仕組みには、医療のほかに保健、福祉、介護などさまざまなパーツがあります。本吉地区で唯一の医療機関である本吉病院にも医師のほかに看護師や検査技師、栄養士、事務員などのスタッフがいます。スタッフは、ほぼ全員地元の人間です。

地域で、地域による、地域のためのケアという意味では医師も地元の人間がなるのがいいのだけれども、僻地ではなかなかむずかしいので、他所から来た医師が、緩やかに循環しながら、医療を通して地域を支えるという形がいいのではないか。

緩やかな循環の中から地域に根を下ろす人材が現れてもいい。

東日本大震災を経験した三陸沿岸で働きながら、こんなことを考えていました。

## 田舎で働くということ

プロボクシングの選手を引退してから、山奥にこもって自給自足の生活をめざしたことがありました。食べるために働くなら、食べるものを作ればいいという考え方です。子どもの肌荒れが酷く、水と空気がきれいなところで、安全な食べ物を食べればよくなるのではとも考えました。当時、中国産餃子のことや食品の産地偽装が問題になったりして、食の安全に関心が高まったのです。食へのこだわりが強いのは、ボクサーとして飢えを経験していることも大きいのだと思います。

そんなこんなで、必死の思いで自分たちの食べる米を作り、初年度の秋、一トン近い米を収穫することができました。借家の六畳間に米袋を山と積み上げた私は、言いようのない安心感に包まれました。食べるものはある。同じ安心感は、停電して真っ暗な震災の夜にも覚えがあります。米はある。

もちろん米だけあっても家賃は払えないし、ガソリンも入れられない。現金収入が欲しい。そこで気づいたのが僻地の医師不足という現実です。仕事はすぐ見つかり、複数の施設で働き始めましたが、卒後研修を受けずに医師として働くのは非常につらく、長続きしませんでした。それでも医者のいない町で働くのに必要な技術や生き方を肌で感じ、その後の学習の仕方に大きな影響を与えました。

田舎暮らしは不便かもしれません。お金で買えるサービスの選択肢が少ない。学会や研究会は都会で行われることが多く、地方からは物理的に参加しづらいものです。それでも、ここにはきれいな空気とおいしい水があります。子育てや米づくりを通じて、文字通り有機的な人と人とのつながりがあります。人生の一時期、このような環境で医師として働くことは、決してマイナスにはならないと思うのです。

経済中心の世の中では何でも効率が優先され、人口が減少しつつある今、医療を始めとする地方のインフラ整備の優先順位は下がるでしょう。三陸の津波被害者の長引く仮設暮らしは行政に放置されているように見えるし、巨大防潮堤の建設計画は、乱暴にすら思えます。私たちの国土の大半は都会ではなく地方です。地方にもそこで暮らす人の数だけそれぞれの生活があり、一つひとつをサポートするのが家庭医の仕事だと考えています。

「故郷《ふるさと》」という唱歌があります。

兎《うさぎ》追いしかの山　小鮒《こぶな》釣りしかの川
夢は今もめぐりて　忘れがたき故郷

私はブルーギルなら釣ったことはあるがフナを釣ったことはないし、ましてやウサギを山に追いかけに行ったこともない世代です。それでも、この歌は日本の原風景だと思うのです。この美しい風景が、変化しながらも永く続いてゆくことを願って止みません。震災で故郷が一変してしまった方々が、少しでも早く落ち着いた暮らしを取り戻せることを、お祈り申し上げます。

注

1　卒後研修（卒後臨時研修）　医師が、医学部を卒業した後に、指導医のサポートを受けて実際に研修医として病院で働きながら、医師として必要な技術や考え方を学ぶこと。現在は二年間の初期研修が義務づけられている。その後、さまざまな専門家になるための後期研修が準備されている。

# 胃ろう問題と死生学

会田薫子

あいた・かおるこ　1961 年生まれ．東京大学大学院医学系研究科健康科学専攻博士課程修了．博士（保健学）．専門は医療倫理学，臨床死生学，医療社会学．高齢者のエンドオブライフ・ケアや脳死・臓器移植の分野で調査・研究を重ねる．現在，東京大学大学院人文社会系研究科 死生学・応用倫理センター上廣講座特任准教授．

## 死生学の問いへの発展

胃ろう栄養法の汎用《はんよう》にともない、その光と影が日本社会にさまざまな問いを投げかけています。それは、経皮《けいひ》内視鏡的胃ろう造設術(ペグ、PEG percutaneous endoscopic gastrostomy)という医療技術の輸入に端を発した医学的な問いから始まり、現在は、ケアのあり方や臨床上の意思決定のあり方、社会の合意形成と法、そして、どのように生き、どのように生き終わるべきかという死生学の問いに発展しています。

このような視点群は、胃ろう栄養法の汎用問題の核心である医学的な適応の考え方にも根本的な問いを投げかけていると考えます。ペグは医学的に優れ、簡単で便利な方法です。しかし、水分と栄養を補給する方法としての有用性や病態生理学的な有効性、また技術的な簡便さは、そのまま「適応」を意味するのでしょうか。標準的な医学的効果が一人ひとりの患者にとってどのような意味をもつのかが問われています。

医療は患者のためにあります。倫理的に適切な医療行為は、本人にとっての最善を実現しようとして行われます。医療者がめざすのは、医学的な効果だけでなく、それが実現する本人と家族にとっての幸せであるはずです。本人がよりよく生きるための胃ろう栄養法のあり方とはどのようなものか、臨床倫理と死生学の視点から考えます。

## 胃ろう栄養法の汎用の背景

胃ろうは、お腹にあけた小さな穴です。口から十分に食べることができないときに、その穴に管を通して、胃に直接、流動食や水分や薬を投与します。胃ろうから栄養を摂取《せっしゅ》するので胃ろう栄養法と呼ばれています。胃ろう栄養法について理解しようとする場合に、なぜこれが汎用されるようになったのか、その要因と背景を知ることは重要です。

かつて、胃ろうが開腹術によって造設されていたころは、胃ろう栄養法はそれほど一般的ではありませんでした。開腹術、つまり、腹部をある程度切開する術式を行うと、当然ながら、術後の回復に時間を要します。また、全身麻酔下で行うため、その合併症が問題になる場合もあります。そのため開腹術による胃ろう造設は、あくまで限定的に施行されていたのです。

しかし、一九七九年にペグという術式が米国で開発されてから、世界各地でペグによって胃ろうを造設し、胃ろう栄養法を行うことが急速に一般化しました。

ペグという術式は、米国の小児外科医と内視鏡医との協働で開発されました。彼らは神経疾患などのために摂食嚥下《せっしょくえんげ》困難な患児《かんじ》が開腹術による胃ろう造設で合併症に苦しんでいるのを見て、何とか改善できないかと考え、内視鏡の一種である胃カメラを応用する方法を思いついたのだそうです。つまり、ミルクを飲むことができない新生児や摂食困難な小児患者のための方法として開発されたのです。

ペグでは、腹部の切開口はわずか五～六ミリです。ここにカテーテルを通します。カテーテルを通すに足る長さしか切開しないので、縫合《ほうごう》は不要です。そのため術後の回復も、そうとう早くなります。入院期間の短縮は、患者にとって望ましいだけでなく医療費削減にもつながります。

ペグを施行して導入する胃ろう栄養法は、それまで人工的水分・栄養補給法(AHN artificial hydration and nutrition)として最も一般的であった経鼻《けいび》経管《けいかん》栄養法と比べて患者への身体的負担が少なく、患者の日常的な不快感や苦痛も大幅に緩和されました。また、免疫に関する近年の研究知見によって腸管免疫系の役割の重要性が知られるようになったことで、腸を使用する胃ろう栄養法の静脈栄養法に対する優位性は揺るぎないものとなりました。要するに、患者の身体的負担の程度やQOL(生活の質)、生理学的に有効であることを考慮した場合に、胃ろう栄養法は、ほかのAHNに比べて利点が多いことが明らかなのです。

日本老年医学会の医師会員を対象として、私もかかわった研究班（研究班長：大内尉義日本老年医学会理事長）が二〇一〇年度に実施した悉皆《しっかい》調査（n＝四五〇六）のなかで、胃ろう栄養法と経鼻経管栄養法の比較を質問したところ（複数回答）、回答した医師一五一八名（有効回答率：三三・七％）が挙げた胃ろう栄養法の優位性に関する回答の上位三点は、「患者の不快感が小さいこと」（八一・一％）、「患者の苦痛が小さいこと」（六四・八％）、「経口食と併用可能であること」（六〇・一％）でした。

こうした利点を背景に、ペグは日本において一九九〇年代から徐々に施行されるようになり、二〇〇〇年代に入って急速に普及しました。この背景には、診療報酬の改定も影響したとみられています。ペグの保険点数は一九九八〜一九九九年度には六四〇〇点でしたが、二〇〇〇年度から七五七〇点に、二〇〇二年度からは九四六〇点にと急上昇し、その後さらに一万七〇〇点に上昇したため、医療機関の経営上の利点も認められたのです。一点は一〇円に相当します。

しかし、厚生労働省はこの高い診療報酬が安易なペグの施行を多数誘発して問題となったと認識し、二〇一四年度に六〇七〇点へと大幅に減点しました。現在では、この急な方針転換によって、ペグが必要な場合でも行われにくくなるのではないかと危惧されています。

## 胃ろう栄養法の医学的適応

ペグを施行して導入する胃ろう栄養法の利点に着目し、医療者と市民を対象に全国的な教育啓発活動を行っている特定非営利活動法人ＰＥＧドクターズネットワーク（ＰＤＮ）は、胃ろう栄養法の適応について、脳血管障害や認知症などによる摂食不能・困難、神経筋疾患などによる嚥下不能・困難、頭部・顔面外傷による摂食不能・困難、咽喉頭狭窄《いんこうとうきょうさく》、食道狭窄、胃噴門《いふんもん》狭窄、食道穿孔《せんこう》、また、成分栄養療法を必要とするクローン病、摂食するがしばしば誤嚥《ごえん》する症例、経鼻経管栄養法を行っていることにともない誤嚥する症例などを挙げ、ＰＥＧの適応に関して生命予後が悪くないことなどとし、リスクとベネフィットを評価して導入の可否を決定するよう求めています。

これらの適応の判断のなかで、頭部・顔面に外傷や腫瘍があり、手術を要するような場合は、経口摂取は物理的に困難であり、こうした場合に胃ろうからしっかり栄養を摂取して早期の回復を期するのは、多くの人がめざすところといえるでしょう。また、咽喉頭狭窄、食道狭窄、胃噴門狭窄、食道穿孔、クローン病などの場合も、胃ろう栄養法は医学的に有効、かつ、本人のＱＯＬの維持・向上に役立つことが多いと考えられます。

しかし、脳血管障害や認知症による摂食不能・困難の場合は、すべての患者にペグが適応といえるかどうかは疑問です。

## 認知症の摂食嚥下困難の場合に、まず考えるべきこと

ここ何年か日本社会で大きな論争になってきたのが、認知症で摂食嚥下困難な場合にペグを行って胃ろう栄養法を導入すべきか否かという問題です。この分野の医師たちの多くは、単に「認知症の場合」と表現してきましたが、まずここに問題があるといえます。

認知症の原因疾患は数多いので、「認知症の場合」とひとまとめに言えることは実はあまりなく、原因疾患別に考えることが必要となるからです。

認知症の原因疾患として最も一般的なのはアルツハイマー病です。最近の複数の研究によると、認知症と診断される人の約六割がアルツハイマー型認知症で、一～二割程度が脳血管性認知症であり、混合型の人もいます。レビー小体《しょうたい》型認知症の人たちも一～二割といわれています。

アルツハイマー病は神経変性疾患であり、進行性です。治療薬を服用することによって、一時、病気の進行を遅らせることはできますが、今のところ根治薬はありません。

一方、脳血管障害による認知症の場合は、損傷を受けた脳の部位によって障害の発生の仕方も様態も異なり、摂食嚥下困難になる時期も程度も異なります。

### アルツハイマー病の場合

日本よりもアルツハイマー病に関する研究の歴史が長く、研究知見の蓄積が厚い欧米諸国では、各国の医学会やアルツハイマー協会が胃ろう栄養法等の経管栄養法に関しては否定的なガイドラインを出しています。アルツハイマー病では終末期になるまで摂食可能なことが多く、可能な限りの食事介助をしてもいよいよ摂食困難となったら、それは本人の生命が終わりに近づいていることを意味しているので、胃ろうや経鼻経管による栄養法は本人の身体にはかえって負担になるとしています。

アルツハイマー病の終末期とは、どのようなものなのでしょうか。進行性の神経変性疾患であるアルツハイマー病の進行過程の理解には、米国で作られた病期分類であるＦＡＳＴ（Functional Assessment Staging）が有用です。ＦＡＳＴは７段階で分類されており、ＦＡＳＴ１は正常で、数字が大きくなるほど症状が重度であることを意味します。着衣等の日常生活動作（ＡＤＬ）に介助を要するようになるとＦＡＳＴ６と診断され、さらに進行するとＦＡＳＴ７に入ります。ＦＡＳＴ７には（ａ）～（ｆ）まで６段階の小分類があります。ＦＡＳＴ７（ａ）は使用可能な単語の数が最大六語になった段階で、ＦＡＳＴ７（ｂ）ではそれが一語になります。

ＦＡＳＴ７（ｃ）は歩行能力が喪失した段階、ＦＡＳＴ７（ｄ）は介助によって着座してもその姿勢を維持するのが困難（座位保持困難）となった段階で、ＦＡＳＴ７（ｅ）では表情が消失します。ＦＡＳＴ７（ｆ）は昏迷《こんめい》・昏睡《こんすい》の状態です。アルツハイマー病の終末期はＦＡＳＴ７（ｄ）〜（ｆ）の段階と考えるのが一般的だといわれています。

この段階で食べることができなくなって、胃ろう栄養法も経鼻経管栄養法も行わないとすると、どうしたらよいのでしょうか。もちろん、中心静脈栄養法（ＴＰＮ）を行うというようなことではありません。

米国老年医学会は「適切な口腔《こうくう》ケアを行い、小さな氷のかけらを与えて水分補給する程度が望ましい。氷に味をつけるのもよい。死を間近にした患者は空腹やのどの渇きを覚えない」とし、米国アルツハイマー協会は、「アルツハイマー病末期で嚥下困難になった患者に対する最も適切なアプローチは、死へのプロセスを苦痛のないものにすることである。輸液も実施しないほうが最期の苦痛が少ない」としています。また、オーストラリア政府は「高齢者介護施設における緩和医療ガイドライン」のなかで、「胃ろうや経鼻チューブによる経管栄養法や輸液は害が大きいので行わないこと」としています。

ＡＨＮを行わないという意思決定は、終末期医療とケアにかかわる判断のなかでも特にむずかしいといわれています。それが食事の代替であり、その提供はケアの象徴と認識されることが多いからです。その差し控えや中止・終了は「餓死させること」に相当する非倫理的なことと認識している医療ケアスタッフも少なくありません。医療者がこのような認識を有しているとき、家族に対して、ＡＨＮを差し控えて看取ることは選択肢として示されず、胃ろう造設等が行われます。

何らかの医療行為が行われるとき、その効果よりも医療行為を実施したという事実に重きが置かれることも少なくありません。自然な経過の先にある死を受け入れることに対する心の抵抗が医療行為の継続を呼び、患者の不利益に帰することが少なくないのが現代医療の特徴の一つです。

しかし、医学的にいえば、老衰やアルツハイマー病の終末期にはＡＨＮを行わずに看取るのが、本人にとって最も苦痛の少ない最期になると報告されています。その理由として、余分な水分・栄養を投与しないことによる気道内分泌物の減少と、吸引回数の減少、気道閉塞《へいそく》リスクの低下や、脳内麻薬と呼ばれるβエンドルフィンやケトン体の増加による鎮痛鎮静作用が挙げられます。つまり、ＡＨＮを行わないことは「餓死させること」ではなく、緩和ケアなのです。このように認識すると、終末期のＡＨＮに対する見方は大きく変化するのではないでしょうか。

## 脳血管障害の場合

脳血管障害は脳梗塞《こうそく》と脳出血とクモ膜下出血に代表される脳血管の病気の総称であり、一般的には脳卒中といわれています。

脳血管障害による嚥下障害や認知機能障害、意識障害のために摂食困難になる患者は数多くみられますが、脳の障害部位や障害の程度、また病態の進行には個人差が大きいため、胃ろう栄養法の適応について一概にいえることはほとんどないといえるでしょう。脳血管障害とアルツハイマー病を合併している場合も同様です。そのような場合は、患者さん一人ひとりについて、より慎重に適切な判断を下していくことが大切になります。

脳血管障害によって嚥下をつかさどる部位に障害を受けると、飲み込むことができなくなります。このような患者さんでは、嚥下リハビリを受けることで、再度、口から食べることができるようになる場合もあります。嚥下リハビリを受けている期間中も、水分と栄養をしっかり補給して体力を維持することが大切です。こうした場合に、胃ろう栄養法は有効性が高い栄養法となります。また、少しは口から食べることができても十分な栄養を摂《と》ることがむずかしい場合は、口からは好きな物を食べ、食べる楽しみを味わいながら、胃ろうからは必要な栄養分を入れることができます。このような場合にも、胃ろう栄養法はよい方法となりえます。胃ろうは、水分や栄養を安定的に補給し、薬剤を投与するルートとして役立つことが多く、患者さんのＱＯＬの維持・向上に貢献します。

しかし、このような患者さんでも、やがて身体の老化も進んで生理機能が低下したり、新たな梗塞や出血のために異なる部位が損傷を受け症状が悪化したりすると、胃ろう栄養法はＱＯＬの維持に役立たなくなります。そうなったら、どうしたらよいのでしょうか？

いったん開始した胃ろう栄養法は、患者さんの死亡時まで使い続けなければならないと考えている医療ケアスタッフもいます。胃ろう栄養法を継続すれば患者さんはまだしばらくは生きていくことができるだろうと判断されるときに、胃ろう栄養法を終了して看取りに入ることは許されないと考えるのは、従来の価値観に照らせば、もっともな反応といえるかもしれません。

しかし、胃ろう栄養法を継続することが本人のＱＯＬの低下につながるならば、それを終了することを考える必要があります。これは、医療技術の進展によって、以前とは異なる形での生命維持が可能になった現代において、医学的にも倫理的にも必要なことなのです。日本老年医学会も「立場表明２０１２」という、終末期の医療とケアに関するガイドラインにおいて、

「何らかの治療が、患者本人の尊厳を損なったり苦痛を増大させたりする可能性があるときには、治療の差し控えや治療からの撤退も選択肢として考慮する必要がある」としています。この場合の撤退は、治療の終了を意味しています。

## 遷延性意識障害の場合の考え方

もし、重度の脳血管障害によって遷延性《せんえんせい》意識障害になった場合は、どうしたらよいでしょう？

このような状態の患者さんで、脳血管障害になる前のＡＤＬが高かった場合は、胃ろう栄養法は生存期間の延長を年単位で可能とすることが少なくありません。胃ろう栄養法がＡＨＮとして医学的に優れた効果を有することの証左《しょうさ》といえるでしょう。しかし、患者さんが高齢であればあるほど、半年以上にわたって重篤《じゅうとく》な意識障害が遷延した場合は、その後に意識を回復する可能性はゼロに近くなるといわれています。

意識を回復しないまま生存期間が延びた場合に、そのような状態で生きることをどのように評価するか。それは、本人と家族たちの価値観・死生観によるのではないでしょうか。そのような生き方を肯定する人もいれば、否定する人もいるでしょう。どちらかが間違いということではなく、それぞれの考え方によるということです。したがって、生存期間の延長という、胃ろう栄養法のＡＨＮとしての医学的な効果は、個人によって異なることを意味し、そのため行うかどうかは各自の判断といえると考えます。

このような状態となったときに、あなたはどうしたいと考えますか？　あなたの大事な人の場合はどうでしょうか？　患者が自分である場合と、自分にとっての大切な誰かの場合で、こうした生き方に関するあなたの考え方に違いは出るでしょうか？　その場合、その違いを生むのは何なのでしょうか？

## 生物学的生命よりも人生の物語りを大切に

医学的な延命効果の意味を、当事者の視点でとらえ直すことが必要です。それは、医師の視点で見る標準的な医学的適応を本人にとって最善であるかどうかという観点でとらえなおすということです。その際のアプローチとして、哲学者の清水哲郎が提唱する「生命の二重の見方」理論が役に立つと考えます。これは、「人の生命は生物学的生命(biological life)を土台に、物語られるいのち(biographical life)が関係する人々の物語りと重なり合いながら形成されている」という考え方です。物語りはナラティブ(narrative)とも言います。

人生の物語りというと、ちょっと違和感があると思う人もいるかもしれません。しかし、人間が物事や経験をどのように把握するかを考えると、物語りという表現が適切だといえます。人間は誰でも、選好、思想信条、価値観、人生観、死生観などをもち、それを反映した個別で多様な人生という物語りを生きています。これは少しも大げさな表現ではありません。例えば、歴史上の人物の人生の物語りは、伝記という本になっています。最近、自分史を書く人たちも増えているそうです。これもまさに、自分の人生の物語りを書いているといえます。

人間は、日々、自分の選好や価値観を反映させて暮らし、毎日少しずつ、人生の物語りを書いています。そしてその物語りは、自分だけで作っているのではなく、他者の物語りと重なり合わせて形成しています。自分らしさやQOLを決めるのは物語られるいのちであり、したがって、生物学的な生命の重要性を決めるのも物語られるいのちであるといえます。生物学的生命、つまり身体は、物語りの土台として必要ですが、あくまで土台であり、重要なことは、土台を整えてよりよく人生の物語りを展開することであると考えます。

胃ろうを造設するかどうか、いったん開始した胃ろう栄養法を終えるかどうかなどの医療上の意思決定をする際に、生物学的データや医学的な証拠(evidence)はとても重要です。しかし、一人ひとりにとっての最善は、それだけで判断できるものではありません。本人の物語られるいのちという視点から、その医療行為の意味を考えることが重要であるといえます。

日本老年医学会の「高齢者ケアの意思決定プロセスに関するガイドライン――人工的水分・栄養補給の導入を中心として」は、このような考え方に基づいています。

あなたの人生の最終段階において胃ろう栄養法で生きることは、あなたの人生の物語りにとってどのような意味をもつのでしょうか。ご自身の価値観・死生観から考えてみてください。

## コミュニケーションの重要性

一人ひとりの価値観・死生観を反映した人生の物語りを尊重する臨床上の意思決定に至ろうとするときに肝心なのは、ていねいなコミュニケーションのプロセスです。医療者側と患者側は相互に価値観・死生観を知り、患者本人が意思疎通困難な状態となった後でも、医療者側は本人の物語りを形成するうえで重要な関わりをもつ人々とコミュニケーションをくりかえしていくことが、本人にとっての最善を探索する道筋となると考えます。

臨床上の選択肢が増え、患者側の価値観も多様化している現代、患者側と医療者側のコミュニケーションの重要性は、ますます高まっています。バランスのとれた意思決定に到達するためにコミュニケーションは必須であり、医療者にはコミュニケーション・スキルの向上が期待されています。

私もかかわって、患者・家族と医療者間のコミュニケーションを促進し、一人ひとりの患者にとって最善の選択肢に至ることを支援するためのツール『高齢者ケアと人工栄養を考える――本人・家族のための意思決定プロセスノート』を開発しました。胃ろう栄養法やその他のAHNの一般的な特徴を知り、それが当該患者の物語られるいのちにとって、どのような利点となり欠点となるのか、患者・家族が医療ケアチームの助言を得ながら、いっしょに考え、共同で最善の意思決定に至ることを支援するためのノートです。

## 臨床倫理と法

このようにして本人の最善を探りつつ、担当の医療ケアスタッフと家族らがていねいな意思決定プロセスを進めて合意したことと、その実行について、警察・検察や裁判官などの司直《しちょく》が関与する心配はないといえるでしょう。現場の当事者が適切に状況を把握し、倫理的に適切な方法で合意に至ったことが、法に咎《とが》められるべきではないのです。

これは厚生労働省が二〇〇七年に発表した「終末期医療の決定プロセスに関するガイドライン」の趣旨でもあると、同ガイドラインを策定した検討会の樋口範雄座長は述べています。樋口座長は、「各現場で、複数の医療者と患者家族が患者の最善を実現するためにどうすればよいかを話し合い合意に至れば、法的問題にはならない」としています。倫理的な姿勢をもって合意を形成することが、意思決定プロセスにおける倫理的妥当性を確保するための要であり、状況認識が適切になされ倫理的に妥当に意思決定されれば、法的な懸念は杞憂《きゆう》であるといえます。

法的な懸念をいだく医療者の脳裏には、二〇〇〇年代初頭に末期患者において人工呼吸器の使用を終了して看取った複数の事例に対して警察・検察が介入したことが、鮮烈な記憶として焼きついていると思われます。いずれも不起訴ではありましたが、担当医が殺人容疑で取り調べを受けたという事実は非常に重く、臨床医や病院管理者が、自分たちはこのような指弾の対象となるまいと考えるのは当然のことです。

しかし、こうした「事件」を経て、先に述べた厚労省のガイドラインが策定されたのであり、その後、先に紹介した日本老年医学会のガイドラインを含め、続々と各医学会や医療関係団体のガイドラインが発表されています。日本老年医学会のガイドラインの発表に際し、私もかかわっている研究班が日本老年医学会の「高齢者ケアの意思決定プロセスに関するガイドライン——人工的水分・栄養補給の導入を中心として」の趣旨に関して法律家に意見を求めたところ、賛同を表明した法律家がほとんどでした。終末期医療をめぐる社会環境は、二〇〇七年の厚労省のガイドライン以降、確実に変化したといえるでしょう。

このように法的な意味に関する議論も深められてきていますが、医療者にとってより重要なことは、本人が最期まで本人らしく生きることができるよう支えることです。医療技術が進展し価値が多様化している現代という時代が医療者に要請していること、そして厚生労働省や日本老年医学会のガイドラインが医療者に求めていることは、患者側と丁寧に話し合い、患者側と一緒に考え、ともに悩みながら患者にとっての最善を実現しようとすることです。

このような医療者の姿勢は、一人ひとりの価値観や死生観を踏まえて人生の集大成を支援する医療文化の創成にとって重要なことと考えます。

井村裕夫

1931年生まれ．1954年京都大学医学部を卒業．内科学，特に内分泌代謝学を専攻し，1971年神戸大学教授，1977年京都大学教授，1989年同医学部長，1991年京都大学総長．1998年より科学技術会議（のち改組により総合科学技術会議）議員として，日本の科学技術政策に関わる．2004年より，（公財）先端医療振興財団理事長として，神戸医療産業都市構想の実現に努力している．現在，同財団名誉理事長．第29回日本医学会総会2015関西会頭．2019年より日本学士院長．

医と人間　　岩波新書（新赤版）

2015年2月20日　第1刷発行
2022年1月25日　第3刷発行

編　者　井《い》村《むら》裕《ひろ》夫《お》

発行者　坂本政謙

発行所　株式会社 岩波書店
〒101-8002 東京都千代田区一ツ橋2-5-5
案内 03-5210-4000　営業部 03-5210-4111
https://www.iwanami.co.jp/

新書編集部 03-5210-4054
https://www.iwanami.co.jp/sin/

印刷・精興社　カバー・半七印刷　製本・中永製本


ISBN 978-4-00-431535-3　　Printed in Japan

# 岩波新書新赤版一〇〇〇点に際して

ひとつの時代が終わったと言われて久しい。だが、その先にいかなる時代を展望するのか、私たちはその輪郭すら描きえていない。二〇世紀から持ち越した課題の多くは、未だ解決の緒を見つけることのできないままであり、二一世紀が新たに招きよせた問題も少なくない。グローバル資本主義の浸透、憎悪の連鎖、暴力の応酬――世界は混沌として深い不安の只中にある。

現代社会においては変化が常態となり、速さと新しさに絶対的な価値が与えられた。消費社会の深化と情報技術の革命は、種々の境界を無くし、人々の生活やコミュニケーションの様式を根底から変容させてきた。ライフスタイルは多様化し、一面では個人の生き方をそれぞれが選びとる時代が始まっている。同時に、新たな格差が生まれ、様々な次元での亀裂や分断が深まっている。社会や歴史に対する意識が揺らぎ、普遍的な理念に対する根本的な懐疑や、現実を変えることへの無力感がひそかに根を張りつつある。そして生きることに誰もが困難を覚える時代が到来している。

しかし、日常生活のそれぞれの場で、自由と民主主義を獲得し実践することを通じて、私たち自身がそうした閉塞を乗り超え、希望の時代の幕開けを告げてゆくことは不可能ではあるまい。そのために、いま求められていること――それは、個と個の間で開かれた対話を積み重ねながら、人間らしく生きることの条件について一人ひとりが粘り強く思考することではないか。その営みの糧となるものが、教養に外ならないと私たちは考える。歴史とは何か、よく生きるとはいかなることか、世界そして人間はどこへ向かうべきなのか――こうした根源的な問いとの格闘が、文化と知の厚みを作り出し、個人と社会を支える基盤としての教養となった。まさにそのような教養への道案内こそ、岩波新書が創刊以来、追求してきたことである。

岩波新書は、日中戦争下の一九三八年一一月に赤版として創刊された。創刊の辞は、道義の精神に則らない日本の行動を憂慮し、批判的精神と良心的行動の欠如を戒めつつ、現代人の現代的教養を刊行の目的とする、と謳っている。以後、青版、黄版、新赤版と装いを改めながら、合計二五〇〇点余りを世に問うてきた。そして、いままた新赤版が一〇〇〇点を迎えたのを機に、人間の理性と良心への信頼を再確認し、それに裏打ちされた文化を培っていく決意を込めて、新しい装丁のもとに再出発したいと思う。一冊一冊から吹き出す新風が一人でも多くの読者の許に届くこと、そして希望ある時代への想像力を豊かにかき立てることを切に願う。

（二〇〇六年四月）

## 岩波新書より

# 福祉・医療

新型コロナと向き合う　横倉義武
〈弱さ〉を〈強み〉に　天畠大輔
がんと外科医　阪本良弘
医の希望　齋藤英彦編
〈いのち〉とがん 患者となって考えたこと　坂井律子
ルポ 看護の質　小林美希
健康長寿のための医学　井村裕夫
和漢診療学 あたらしい漢方　寺澤捷年
在宅介護　結城康博
医と人間　井村裕夫編
医療の選択　桐野高明
納得の老後 日欧在宅ケア探訪　村上紀美子
移植医療　橳島次郎 出河雅彦
医学的根拠とは何か　津田敏秀
転倒予防　武藤芳照
看護の力　川嶋みどり

心の病 回復への道　野中猛
重い障害を生きるということ　高谷清
肝臓病　渡辺純夫
感染症と文明　山本太郎
ルポ 認知症ケア最前線　佐藤幹夫
医の未来　矢﨑義雄編
パンデミックとたたかう◆　押谷仁 瀬名秀明
介護 現場からの検証　結城康博
腎臓病の話　椎貝達夫
がん緩和ケア最前線　坂井かをり
新型インフルエンザ 世界がふるえる日◆　山本太郎
児童虐待　川﨑二三彦
生老病死を支える　方波見康雄
医療の値段　結城康博
ぼけの予防◆　須貝佑一
認知症とは何か　小澤勲
障害者とスポーツ　高橋明
放射線と健康　舘野之男

定常型社会 新しい「豊かさ」の構想　広井良典
健康ブームを問う　飯島裕一編著
血管の病気　田辺達三
医の現在　高久史麿編
日本の社会保障　広井良典
高齢者医療と福祉　岡本祐三
看護 ベッドサイドの光景　増田れい子
医療の倫理　星野一正
腸は考える　藤田恒夫
光に向って咲け　粟津キヨ
リハビリテーション　砂原茂一
指と耳で読む　本間一夫
文明と病気 上・下　H・E・シゲリスト 松藤元訳
自分たちで生命を守った村　菊地武雄

## 岩波新書より

# 自然科学

|  |  |
|---|---|
| 花粉症と人類 | 小塩海平 |
| 美しい数学入門 | 伊藤由佳理 |
| 統合失調症 | 村井俊哉 |
| リハビリ 生きる力を引き出す | 長谷川幹 |
| がん免疫療法とは何か | 本庶佑 |
| ユーラシア動物紀行 | 増田隆一 |
| 津波災害〔増補版〕 | 河田惠昭 |
| 技術の街道をゆく | 畑村洋太郎 |
| 抗生物質と人間 | 山本太郎 |
| ゲノム編集を問う | 石井哲也 |
| 霊長類 消えゆく森の番人 | 井田徹治 |
| 系外惑星と太陽系 | 井田茂 |
| 文明は〈見えない世界〉がつくる | 松井孝典 |
| 首都直下地震◆ | 平田直 |
| 南海トラフ地震 | 山岡耕春 |
| ヒョウタン文化誌 | 湯浅浩史 |
| 人物で語る数学入門 | 高瀬正仁 |
| 桜 | 勝木俊雄 |
| エピジェネティクス | 仲野徹 |
| 算数的思考法◆ | 坪田耕三 |
| 地球外生命 われわれは孤独か | 長沼毅・井田茂 |
| 科学者が人間であること | 中村桂子 |
| 富士山 大自然への道案内◆ | 小山真人 |
| 近代発明家列伝 | 橋本毅彦 |
| 川と国土の危機 水害と社会 | 高橋裕 |
| 適正技術と代替社会 | 田中直 |
| 四季の地球科学 | 尾池和夫 |
| 地下水は語る | 守田優 |
| キノコの教え | 小川眞 |
| 宇宙から学ぶ ユニバソロジのすすめ | 毛利衛 |
| 心と脳 | 安西祐一郎 |
| 職業としての科学 | 佐藤文隆 |
| 太陽系大紀行 | 野本陽代 |
| 偶然とは何か | 竹内敬 |
| ぶらりミクロ散歩 | 田中敬一 |
| 冬眠の謎を解く | 近藤宣昭 |
| 人物で語る化学入門 | 竹内敬人 |
| 宇宙論入門 | 佐藤勝彦 |
| 岡潔 数学の詩人◆ | 高瀬正仁 |
| タンパク質の一生 | 永田和宏 |
| 疑似科学入門 | 池内了 |
| 火山噴火 | 鎌田浩毅 |
| 数に強くなる◆ | 畑村洋太郎 |
| 人物で語る物理入門 上・下 | 米沢富美子 |
| 日本の地震災害◆ | 伊藤和明 |
| 宇宙人としての生き方 | 松井孝典 |
| 旬の魚はなぜうまい◆ | 岩井保 |
| 私の脳科学講義 | 利根川進 |
| 宇宙からの贈りもの◆ | 毛利衛 |
| 市民科学者として生きる | 高木仁三郎 |
| 科学の目 科学のこころ | 長谷川眞理子 |
| 地震予知を考える | 茂木清夫 |
| 生命と地球の歴史 | 丸山茂徳・磯崎行雄 |

## 岩波新書より

- 科学論入門　佐々木力
- ブナの森を楽しむ　西口親雄
- 無限のなかの数学　志賀浩二
- 細胞から生命が見える　柳田充弘
- からだの設計図　岡田節人
- 大地動乱の時代　石橋克彦
- 人工知能と人間　長尾真
- 日本列島の誕生　平朝彦
- 生物進化を考える　木村資生
- 宇宙論への招待　佐藤文隆
- 大地の微生物世界　服部勉
- クマに会ったらどうするか　玉手英夫
- 宝石は語る　砂川一郎
- 動物園の獣医さん　川崎泉
- 星の古記録　斉藤国治
- 分子と宇宙　木原太郎
- ニュートン　島尾永康
- 物理学とは何だろうか 上・下　朝永振一郎
- 相対性理論入門◆　内山龍雄
- 人間であること　時実利彦
- 日本人の骨　鈴木尚
- 人間はどこまで動物か　アドルフ・ポルトマン　高木正孝訳
- 人間以前の社会◆　今西錦司
- 栽培植物と農耕の起源　中尾佐助
- 動物と太陽コンパス　桑原万寿太郎
- 生物と無生物の間　川喜田愛郎
- 生命の起原と生化学　オパーリン　江上不二夫編
- ダーウィンの生涯　八杉竜一
- 科学の方法　中谷宇吉郎
- 宇宙と星　畑中武夫
- 数学の学び方・教え方　遠山啓
- 現代数学対話　遠山啓
- 数学入門 上・下　遠山啓
- 無限と連続　遠山啓
- 原子力発電　武谷三男編
- 日本の数学　小倉金之助
- 物理学はいかに創られたか 上・下　アインシュタイン　インフェルト　石原純訳
- 零の発見　吉田洋一

## 岩波新書より

### 社会

- ジョブ型雇用社会とは何か　濱口桂一郎
- 法医学者の使命　「人の死を生かす」ために　吉田謙一
- 異文化コミュニケーション学　鳥飼玖美子
- モダン語の世界へ　山室信一
- 時代を撃つノンフィクション100　佐高信
- 労働組合とは何か　木下武男
- プライバシーという権利　宮下紘
- 地域衰退　宮﨑雅人
- 江戸問答　田中優子・松岡正剛
- 広島平和記念資料館は問いかける　志賀賢治
- コロナ後の世界を生きる　村上陽一郎編
- リスクの正体　神里達博
- 紫外線の社会史　金凡性
- 「勤労青年」の教養文化史　福間良明

---

- 5G　次世代移動通信規格の可能性　森川博之
- 客室乗務員の誕生　山口誠
- 「孤独な育児」のない社会へ　榊原智子
- 放送の自由　川端和治
- 社会保障再考　〈地域〉で支える　菊池馨実
- 生きのびるマンション　山岡淳一郎
- 虐待死　なぜ起きるのか、どう防ぐか　川崎二三彦
- 平成時代　吉見俊哉
- バブル経済事件の深層　奥山俊宏・村山治
- 日本をどのような国にするか　丹羽宇一郎
- なぜ働き続けられない？　社会と自分の力学　鹿嶋敬
- 物流危機は終わらない　首藤若菜
- 認知症フレンドリー社会　徳田雄人
- アナキズム　一丸となってバラバラに生きろ　栗原康
- まちづくり都市　金沢　山出保
- 総介護社会　小竹雅子
- 賢い患者　山口育子

---

- 住まいで「老活」　安楽玲子
- 現代社会はどこに向かうか　見田宗介
- EVと自動運転　クルマをどう変えるか　鶴原吉郎
- ルポ 保育格差　小林美希
- 棋士とAI　王銘琬
- 科学者と軍事研究　池内了
- 原子力規制委員会　新藤宗幸
- 東電原発裁判　添田孝史
- 日本問答　田中優子・松岡正剛
- 日本の無戸籍者　井戸まさえ
- 〈ひとり死〉時代のお葬式とお墓　小谷みどり
- 町を住みこなす　大月敏雄
- 歩く、見る、聞く　人びとの自然再生　宮内泰介
- 対話する社会へ　暉峻淑子
- 悩みいろいろ　金子勝
- 魚と日本人　食と職の経済学　濱田武士
- ルポ 貧困女子　飯島裕子

## 岩波新書より

鳥獣害 動物たちと、どう向きあうか　祖田修
科学者と戦争　池内了
新しい幸福論　橘木俊詔
ブラックバイト 学生が危ない　今野晴貴
原発プロパガンダ　本間龍
ルポ 母子避難　吉田千亜
日本にとって沖縄とは何か　新崎盛暉
日本病 長期衰退のダイナミクス　金子勝・児玉龍彦
雇用身分社会　森岡孝二
生命保険とのつき合い方　出口治明
ルポ にっぽんのごみ　杉本裕明
鈴木さんにも分かるネットの未来　川上量生
地域に希望あり　大江正章
世論調査とは何だろうか　岩本裕
フォト・ストーリー 沖縄の70年　石川文洋
ルポ 保育崩壊　小林美希
多数決を疑う 社会的選択理論とは何か　坂井豊貴

アホウドリを追った日本人　平岡昭利
朝鮮と日本に生きる　金時鐘
被災弱者　岡田広行
農山村は消滅しない　小田切徳美
復興〈災害〉　塩崎賢明
「働くこと」を問い直す　山崎憲
原発と大津波 警告を葬った人々　添田孝史
縮小都市の挑戦　矢作弘
福島原発事故 被災者支援政策の欺瞞　日野行介
日本の年金　駒村康平
食と農でつなぐ 福島から　塩谷弘康・岩崎由美子
過労自殺〔第二版〕　川人博
金沢を歩く　山出保
ドキュメント 豪雨災害　稲泉連
ひとり親家庭　赤石千衣子
女のからだ フェミニズム以後　荻野美穂
〈老いがい〉の時代　天野正子
子どもの貧困 II　阿部彩

性と法律　角田由紀子
ヘイト・スピーチとは何か　師岡康子
生活保護から考える◆　稲葉剛
かつお節と日本人　宮内泰介・藤林泰
家事労働ハラスメント　竹信三恵子
福島原発事故 県民健康管理調査の闇　日野行介
電気料金はなぜ上がるのか　朝日新聞経済部
おとなが育つ条件　柏木惠子
在日外国人〔第三版〕　田中宏
まち再生の術語集　延藤安弘
震災日録 記憶を記録する　森まゆみ
原発をつくらせない人びと　山秋真
社会人の生き方　暉峻淑子
構造災 科学技術社会に潜む危機　松本三和夫
家族という意志　芹沢俊介
ルポ 良心と義務　田中伸尚
飯舘村は負けない　千葉悦子・松野光伸
夢よりも深い覚醒へ　大澤真幸

## 岩波新書より

## 環境・地球

- グリーン・ニューディール　明日香壽川
- 水の未来　沖 大幹
- 異常気象と地球温暖化　鬼頭昭雄
- エネルギーを選びなおす　小澤祥司
- 欧州のエネルギーシフト　脇阪紀行
- グリーン経済最前線　井田徹治・末吉竹二郎
- 低炭素社会のデザイン　西岡秀三
- 環境アセスメントとは何か　原科幸彦
- 生物多様性とは何か　井田徹治
- キリマンジャロの雪が消えていく　石 弘之
- イワシと気候変動　川崎 健
- 森林と人間　石城謙吉
- 世界森林報告　山田 勇
- 地球の水が危ない　高橋 裕
- 地球環境報告Ⅱ　石 弘之
- 地球温暖化を防ぐ　佐和隆光
- 地球環境問題とは何か　米本昌平
- 地球環境報告　石 弘之
- ゴリラとピグミーの森　伊谷純一郎
- 国土の変貌と水害　高橋 裕
- 水俣病　原田正純

## 情報・メディア

- 実践 自分で調べる技術　宮内泰介
- 生きるための図書館　竹内さとる
- 流言のメディア史　佐藤卓己
- メディア不信 何が問われているのか　林 香里
- グローバル・ジャーナリズム　澤 康臣
- キャスターという仕事　国谷裕子
- 読んじゃいなよ！　高橋源一郎編
- 読書と日本人　津野海太郎
- スポーツアナウンサー 実況の真髄　山本 浩
- 戦争と検閲 石川達三を読み直す　河原理子
- NHK〔新版〕　松田 浩
- 震災と情報　徳田雄洋
- メディアと日本人　橋元良明
- デジタル社会はなぜ生きにくいか　徳田雄洋
- ジャーナリズムの可能性　原 寿雄
- ITリスクの考え方　佐々木良一
- ウェブ社会をどう生きるか　西垣 通
- 報道被害　梓澤和幸
- メディア社会　佐藤卓己
- 現代の戦争報道　門奈直樹
- 未来をつくる図書館　菅谷明子
- 新聞は生き残れるか◆　中馬清福
- インターネット術語集Ⅱ　矢野直明
- メディア・リテラシー　菅谷明子
- 職業としての編集者　吉野源三郎
- 岩波新書解説総目録 1938-2019　岩波新書編集部編

## 宗教




◆は品切，電子書籍版あり． (I)